Dr A. RUAULT

DE PARIS

DES LARYNGITES CHRONIQUES

NON SPÉCIFIQUES

FORMES CLINIQUES. TRAITEMENT

RAPPORT

Présenté à la Société française d'Otologie, de Laryngologie et de Rhinologie

CONGRÈS DU 2 MAI 1904

BORDEAUX
FERET ET FILS, ÉDITEURS
15, cours de l'Intendance

PARIS
OCTAVE DOIN, ÉDITEUR
place de l'Odéon, 8

1904

DES

LARYNGITES CHRONIQUES NON SPÉCIFIQUES

FORMES CLINIQUES. TRAITEMENT

RAPPORT PRÉSENTÉ AU CONGRÈS

DE LA

SOCIÉTÉ FRANÇAISE D'OTOLOGIE, DE LARYNGOLOGIE

ET DE RHINOLOGIE

Tenu à Paris du lundi 2 mai au mercredi 4 mai 1904.

DES

LARYNGITES CHRONIQUES NON SPÉCIFIQUES

FORMES CLINIQUES. TRAITEMENT

Par le Dr **Albert RUAULT**,

Médecin honoraire de l'Institution nationale des Sourds-Muets.

Considérations générales. Définition et division du sujet.

L'inflammation chronique peut atteindre toutes les parties constituantes du larynx : soit sa muqueuse, ou le tissu conjonctif sous-muqueux; soit le périchondre, les cartilages, ou leurs articulations. Toutefois, on n'observe que très rarement des processus inflammatoires non spécifiques à évolution lente dans les couches profondes des parois laryngiennes. En dehors de certaines lésions consécutives aux processus infectieux aigus, primitifs ou secondaires, ou aux laryngites spécifiques, telles que des ankyloses articulaires ou des épaississements fibreux du tissu conjonctif sous-muqueux, on n'a l'occasion d'y constater que des myosites progressives, encore très mal connues, se développant secondairement à des inflammations catarrhales antécédentes, des altérations dégénératives, ou d'autres liées à l'involution sénile, telles que l'ossification des cartilages ou l'atrophie musculaire simple, et n'ayant rien de phlegmasique. Au contraire, l'inflammation chronique est très fréquente au niveau de la muqueuse laryngée. Tantôt elle la frappe presque également dans la plus grande partie de son étendue et dans toute son épaisseur à la fois, tantôt elle prédomine dans certaines régions ou au niveau de certaines de ses couches, épithéliales ou sous-épithéliales. Aussi bornerons-nous notre étude aux inflammations de la muqueuse, auxquelles nous réserverons le nom de laryngites chroniques, et ne nous arrêterons-nous pas aux inflammations profondes des parois laryngées déterminant les rétrécissements fibreux, les arthrites, etc., affections indépendantes auxquelles il est d'usage, à juste titre, de réserver des descriptions particulières.

Ainsi limité, le groupe des laryngites chroniques est encore beaucoup trop compréhensif pour faire l'objet d'une description d'ensemble. En même temps que la symptomatologie est très variable, l'examen objectif, à l'aide du laryngoscope, des lésions locales présentées par les sujets dans les différents cas qui se présentent à l'observation clinique, donne des résultats très dissemblables. Pour faire de l'affection une étude profitable, il faut s'astreindre à rapprocher les uns des autres les cas dont l'analogie est nettement évidente. On reconnait alors que ces diverses variétés d'aspect répondent le plus souvent à des variétés de siège, d'étendue et d'évolution des lésions histologiques, et constituent des formes cliniques distinctes, dont l'étiologie, la marche et le pronostic présentent le plus souvent un certain nombre de caractères différentiels bien tranchés, et qui sont parfois justiciables de traitements différents.

L'étude de ces diverses formes cliniques de la laryngite chronique, et des divers traitements qu'elles réclament, fera l'objet du présent travail. Ainsi que je l'ai déjà fait, il y a dix ans, dans l'article du *Traité de médecine* Charcot-Bouchard-Brissaud consacré aux maladies du larynx, je grouperai en une même classe les faits dans lesquels le phénomène prédominant paraît être l'altération de la sécrétion, classe qui comprendra la plupart des laryngites récentes et légères et peu de laryngites anciennes et graves, et les séparerai d'une seconde classe composée des cas où l'hypertrophie, diffuse ou circonscrite, de la muqueuse laryngée, se présente avec des caractères assez nettement tranchés pour ne pas être confondue avec une simple tuméfaction inflammatoire et prend dès lors une importance primordiale. La grande majorité des cas sérieux, le plus grand nombre des cas anciens rentrent dans cette dernière classe, et presque tous ceux qui la composent, même les plus légers, ne peuvent guère, le plus souvent, être améliorés ou guéris que par des interventions d'ordre chirurgical. J'opposerai donc aux *laryngites catarrhales* les *laryngites hypertrophiques*. En même temps que des lésions rattachant leur laryngite à l'une de ces formes, certains malades présentent parfois des *érosions* ou des *ulcérations* de la muqueuse. J'étudierai ces faits avec l'attention qu'ils méritent, mais sans leur donner, comme je l'avais fait précédemment, la dénomination de « variétés ulcéreuses », et en les considérant comme des complications éventuelles de la forme anatomo-clinique dans le cours de laquelle on peut les observer. Par contre, j'espère montrer que pour rester d'accord avec les données actuelles de la pathologie générale, on doit rattacher au groupe des laryngites hypertrophiques certaines lésions de la muqueuse laryngée dont l'origine inflammatoire, dans la très grande majorité des cas tout au moins, est nettement établie, et dont l'histoire me paraît devoir être distraite du groupe artificiel des tumeurs. J'entends parler des diverses productions hyperplasiques qu'il a été jusqu'ici d'usage de considérer comme des tumeurs bénignes, et de décrire sous le nom de *polypes du larynx*.

Nous commencerons notre étude par l'exposé des notions actuellement acquises sur l'histologie pathologique de la laryngite chronique, ainsi que sur l'étiologie générale de cette affection. Puis, après avoir pris connaissance des signes laryngoscopiques des diverses formes anatomo-cliniques, nous étudierons leur étiologie spéciale, leurs symptômes et leur marche, leur pronostic et leurs caractères diagnostiques. Nous terminerons par l'étude du traitement.

I

Anatomie pathologique, étiologie et pathogénie générales des laryngites chroniques.

A. Histologie normale de la muqueuse du larynx.

Avant d'étudier les lésions histologiques, nous passerons en revue les points principaux de l'histologie normale de la muqueuse du larynx, en examinant successivement l'épithélium, la membrane basale, le chorion muqueux, les glandes, enfin les vaisseaux et les nerfs.

Épithélium. — La membrane est recouverte, dans toute son étendue, d'une couche épithéliale se continuant avec celle du pharynx et celle de la trachée. Sur toute la surface pharyngienne extérieure du larynx, au niveau du bord libre de l'épiglotte et des ligaments ary-épiglottiques, dans l'espace interaryténoïdien et sur les cordes vocales inférieures, cet épithélium est pavimenteux. Partout ailleurs, il est vibratile. Cette disposition de l'épithélium, signalée pour la première fois par Naumann (1851), puis par Rheiner (1852), a été vérifiée depuis lors par Koelliker et la plupart des classiques. Cependant Coyne, Davis, R. Heymann, Kanthack, J. Renaut, P. Heymann et d'autres ont établi, par de nouvelles recherches, que les limites de l'épithélium pavimenteux étaient moins constantes qu'on ne l'avait cru d'abord. Alors que chez l'enfant nouveau-né l'épithélium plat n'existe, dans la cavité laryngienne, que sur les cordes vocales inférieures et manque dans l'espace interaryténoïdien, chez l'adulte, au contraire, il existe non seulement sur les points où il avait été vu par Naumann et Rheiner, mais de plus il descend sur la face postérieure de l'épiglotte, parfois jusqu'à la moitié, et sur la face interne des replis aryépiglottiques dans une certaine étendue à partir de leur bord libre; souvent il se présente sous forme d'une bande étroite au niveau du bord libre de la corde vocale supérieure, et enfin il se montre très fréquemment sous forme d'îlots sur divers points de la face postérieure de l'épiglotte et de la face interne des ligaments ary-épiglottiques.

Les auteurs ne sont pas d'accord sur la question de savoir si ces îlots supplémentaires d'épithélium pavimenteux sont normaux ou s'ils constituent une altération pathologique. Les uns, avec R. Heymann, pensent que l'existence d'îlots d'épithélium plat sur une surface pourvue d'épithélium cylindrique est liée au développement du larynx : celui-ci se trouve, en effet, au point de réunion du tube digestif, dont la muqueuse est recouverte d'épithélium plat jusqu'au cardia, et de l'arbre respiratoire, tapissé d'épithélium cylindrique vibratile jusque dans les bronches intra-lobulaires; une de ses parties dépend de la base de la langue et l'autre du tube trachéal (Ganghofner). Les autres croient qu'il s'agit là d'un fait pathologique, d'une métaplasie épithéliale due à des irritations mécaniques ou à des inflammations antécédentes, en basant leur opinion sur l'absence de ces îlots chez le nouveau-né et le fœtus, sur leur absence chez l'adulte dans les parties les mieux protégées (ventricules, région sous-glottique antérieure), leur présence sur les régions les plus exposées aux irritations des causes externes, et la constatation assez fréquente, sous l'épithélium atypique, d'altérations de la couche sous-épithéliale de la muqueuse (Heycraft et Carlier, Max Derbe, P. Heymann).

L'épithélium vibratile est formé de trois couches, souvent peu distinctes (Koelliker, Dolkowski, Drasch, Heymann, etc.). La plus profonde, dite couche génératrice, située sur la membrane basale, est formée de cellules rondes, parfois rendues cubiques, pyramidales ou irrégulièrement coniques par pression réciproque. Ces cellules ont un gros noyau, rond ou ovale, facile à colorer par les divers réactifs appropriés. Elles s'appuient sur la membrane basale par une face cupuliforme (Drasch) ou par des dentelures bien décrites par Koelliker, Waller et Björkmann, R. Heymann et d'autres. Au-dessus de cette couche de cellules basales, se trouve une couche bien moins distincte de cellules cylindriques, dites cellules intermédiaires, cellules de remplacement ou cellules cunéiformes. Ces cellules sont de forme irrégulière et beaucoup d'entre elles présentent des prolongements multiples et irréguliers, tantôt atteignant en bas la membrane basale, tantôt arrivant jusqu'à la surface épithéliale externe. Enfin, la couche superficielle qui la surmonte est formée de deux espèces de cellules, les cellules à plateaux ciliés et les cellules caliciformes. Les premières, de forme irrégulièrement conique ou pyramidale à base supérieure, sont munies d'un gros noyau ovalaire, à grand axe vertical. Leur base est constituée par un plateau recouvert de cils vibratiles plus ou moins longs, qui y sont implantés en nombre variable. Les extrémités inférieures de ces cellules se dirigent en forme de coins ou de prolongements conoïdes vers la membrane basale, et, suivant F. Schultze, Koelliker et Drasch, elles l'atteignent toujours en passant à travers les interstices des cellules intermédiaires et ceux des cellules basales. Suivant Frankenhaüser, Waller et Björkmann, R. Heymann et P. Heymann, une partie d'entre elles seulement atteignent la membrane basale, les autres se terminent entre les cellules basales. Les cellules caliciformes sont plus rares que les cellules ciliées. Elles ont la forme d'une bouteille à large goulot et à corps arrondi et fusiforme dont le fond est un prolongement conique allant

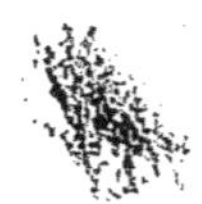

se terminer à la membrane basale. Elles sont munies d'un gros noyau ovalaire, siégeant dans leur tiers inférieur, et renferment un contenu granuleux difficile à colorer par les réactifs ordinaires, mais se colorant en rose sous l'action de la thionine, ce qui démontre sa richesse en mucine (Hoyer). La plupart des auteurs admettent que ces cellules proviennent des cellules ciliées ; et quelques-uns (Cornil et Ranvier, Waller et Björkmann, etc.) ont décrit des formes de transition.

Alors que l'épithélium plat qui tapisse la surface extérieure du larynx et la face linguale de l'épiglotte ne diffère pas de l'épithélium bucco-pharyngien et est très épais, celui qui revêt certaines parties de la surface int[illegible]re de l'organe, et, notamment, les cordes vocales, est [illegible]aucoup plus mince, surtout au niveau du bord libre de c[illegible] cordes. On peut y distinguer trois couches. La couche profonde, très analogue à celle des cellules basales de l'épithélium vibratile, avec laquelle il se continue sans démarcation, est composée de cellules cylindriques perpendiculaires à la membrane basale et très régulièrement juxtaposées. La couche moyenne est composée de six ou huit asisses de cellules arrondies ou plus ou moins polygonales. Elle peut, cependant, dans les points où l'épithélium est très mince, être réduite à trois ou même à deux assises de cellules (R. Heymann). Ces cellules s'aplatissent de plus en plus de la profondeur vers la surface de la membrane ; arrondis dans les cellules profondes, leurs noyaux sont aplatis suivant le plan de la surface dans les cellules superficielles. La couche externe est formée de six à huit rangées de cellules plates, dont les noyaux deviennent de plus en plus plats et de plus en plus indistincts, et dont les rangées supérieures laissent reconnaître une tendance à la kératinisation (Laguesse, Posner).

La largeur de la bande d'épithélium plat de la corde vocale inférieure est variable. Elle est, en moyenne, de trois à quatre millimètres, c'est-à-dire qu'elle mesure un millimètre et demi à deux millimètres de chaque côté du bord libre ; mais elle peut atteindre une largeur deux ou trois fois plus considérable. Ses limites peuvent, dans quelques cas assez rares, être nettement indiquées par deux plis linéaires limitant en dehors la face ventriculaire et en bas la face trachéale de la corde (Reinke). La transformation de l'épithélium stratifié en épithélium vibratile, au niveau de l'entrée du vestibule du larynx, se fait graduellement (Henle). Les cellules plates s'allongent peu à peu, puis prennent des caractères transitoires (cellules cylindriques non ciliées) et deviennent enfin ciliées. Il en est de même au niveau de la corde vocale inférieure (Naumann). Au niveau des îlots de la partie inférieure de la face laryngienne de l'épiglotte, l'épithélium change au contraire brusquement et les cellules plates se trouvent placées tout contre les cellules ciliées (P. Heymann). Cette différence, suivant P. Heymann, est en faveur de l'opinion qui considère la présence de ces îlots d'épithélium pavimenteux comme un fait pathologique.

Dans l'épaisseur de la couche épithéliale du larynx on trouve toujours, en petit nombre d'ailleurs variable, des leucocytes immigrés. Dans l'épithélium plat, on n'en trouve que dans la couche profonde. Dans l'épithélium cylindrique, on en trouve jusqu'à la surface de la membrane, entre les cellules vibratiles et les cellules caliciformes.

Membrane basale. — Signalée pour la première fois par Rheiner, la membrane basale, suivant les préparations où on l'examine, est d'épaisseur très variable. Elle est surtout épaisse au niveau de la corde vocale inférieure. Parfois elle n'est visible qu'à l'aide des plus forts grossissements. Certains auteurs ont pu considérer son existence comme douteuse, et Davidoff la croit formée par les prolongements inférieurs des cellules épithéliales juxtaposés et anastomosés, opinion contredite par ce fait que sur quelques préparations elle se montre isolée à la fois, en certains points, des cellules épithéliales qui la surmontent et du derme muqueux sous-jacent (P. Heymann). L'opinion de Debove, qui avait considéré la membrane basale sous-épithéliale des muqueuses comme une couche endothéliale, a été infirmée par les recherches de Tourneux et Hermann. Ces auteurs ont reconnu que le fin réseau que le nitrate d'argent dessine sur la membrane ne marque que l'empreinte des cellules épithéliales qui la surmontaient, et non pas les limites des cellules endothéliales dont elle serait formée.

Lorsqu'on l'examine à un grossissement faible ou moyen, elle apparaît comme une couche claire, homogène. Mais, à un fort grossissement et après l'emploi de réactifs colorants appropriés (P. Heymann conseille le violet 6 B. de la Soc. all. des couleurs d'aniline), elle se comporte comme le tissu conjonctif; on lui reconnaît une structure finement fibrillaire, avec des noyaux aplatis. On voit aussi (Schieferdecker) qu'elle est traversée çà et là par de petits canalicules très fins, semblables à ceux que Chatellier et Schieferdecker ont décrits dans la muqueuse nasale. On a pu voir des leucocytes engagés dans certains de ces canalicules, qui paraissent être en communication avec les mailles du tissu conjonctif du derme sous-jacent.

Chorion. — Au niveau de la partie supérieure de la face laryngée de l'épiglotte, et dans l'espace interaryténoïdien, on trouve constamment des papilles bien formées, repoussant la membrane basale pour pénétrer dans la couche épithéliale, et contenant des vaisseaux et des nerfs. Mais si tous les auteurs ont depuis longtemps été d'accord sur ce point, l'existence de papilles sur les cordes vocales inférieures n'a été démontrée qu'assez récemment. Encore certains auteurs (Kanthack) prétendaient-ils, il y a quelques années, qu'on n'en rencontre pas toujours. Il résulte des recherches de Coyne, Cornil et Ranvier, B. Fraenkel, Benda, P. Heymann, Tourneux, Boldyrew, Nicolas, qu'elles sont constantes, mais très inégalement développées, suivant les endroits examinés et suivant les individus. Coyne et Cornil et Ranvier ont signalé les premiers l'analogie de ces papilles avec celle des crêtes de la face palmaire des doigts, et B. Fraenkel a bien montré qu'en effet elles ne constituent pas des saillies isolées, mais bien des crêtes continues, parallèles entre elles et à la direction longitudinale de la corde vocale. Ces crêtes, dont le nombre peut varier de dix à vingt (Benda) ne sont pas également saillantes dans tous les points. C'est vers la partie moyenne de la corde, au voisinage de l'apophyse vocale, qu'elles atteignent leur hauteur maxima. En avant, aussi bien qu'en arrière, elles s'aplatissent et disparaissent peu à peu, ou bien elles se décomposent en papilles isolées. Parfois, au lieu d'être parallèles, elles s'entre-croisent ou semblent communiquer entre elles par des crêtes anastomotiques. En arrivant à l'apophyse vocale, elles prennent un aspect verticillé (Boldyrew, P. Heymann). Cette disposition en forme de crêtes est constante. Si elle avait échappé à Kanthack, c'est que cet auteur s'était basé, pour affirmer l'absence de papilles, sur l'examen de coupes pratiquées parallèlement à la surface de la corde vocale (P. Heymann); mais elle ne saurait être méconnue de l'observateur qui étudie des préparations par macération (Nicolas) ou des coupes perpendiculaires au grand axe de la corde. Elles paraissent bien être normales, et non résulter d'irritations pathologiques. Tourneux en a trouvé chez des enfants de six mois, de huit jours, et P. Heymann chez un nouveau-né. Au niveau de l'épithélium plat du bord libre de la bande ventriculaire, on trouve également des papilles, mais elles sont peu nombreuses et peu saillantes; elles font souvent défaut au niveau des îlots d'épithélium plat disséminés.

Le derme de la muqueuse, au-dessous de la membrane basale, se compose d'une mince couche réticulée, formée de fibres conjonctives et de fines fibres élastiques, absolument lisse dans tous les points revêtus d'épithélium cilié. Les fibres conjonctives renferment, dans l'intervalle des minces faisceaux qu'elles forment, des cellules plates et un petit nombre de leucocytes. On trouve parmi ceux-ci un certain nombre de polynucléaires, mais la plupart sont des mononucléaires, à gros noyau. Ces cellules forment en certains points des amas plus ou moins volumineux ; on peut trouver ces amas soit autour des vaisseaux (Verson) ou des canaux excréteurs glandulaires, soit sous forme de *follicules lymphatiques* indépendants (Coyne). Ces follicules se trouvent surtout sur la partie inférieure de la face laryngée de l'épiglotte, sur la paroi laryngée postérieure, sur les bords des ventricules de Morgagni (Coyne, Dobrowolski, P. Heymann) ; on en trouve aussi au voisinage des bords des ligaments ary-épiglottiques, et dans la muqueuse ventriculaire, où on en compte de 40 à 50, de sorte que le tissu adénoïde y est assez développé pour que l'appendice du ventricule ait pu être considéré par B. Fraenkel comme une poche amygdalienne et dénommé « tonsille laryngienne ». Chez les enfants nouveau-nés, ces follicules font défaut, et l'infiltration leucocytique est modérée (Tourneux). Elle l'est également chez l'adulte au niveau des cordes vocales inférieures. Les fibres élastiques forment un réseau très fin, à mailles assez larges, s'arrêtant au niveau de la membrane basale sans contribuer à sa formation, ainsi qu'on peut s'en rendre compte en examinant à un fort grossissement des préparations soumises à une double coloration (orcéine et bleu d'aniline). Leur mode de terminaison n'a pu être clairement élucidé (P. Heymann).

Au-dessous de la couche réticulaire et se confondant graduellement avec elle se trouve une couche de tissu conjonctif de plus en plus lâche, à larges mailles renfermant des cellules adipeuses, des glandes et parfois des fibres musculaires. Plus abondantes et moins fines qu'au-dessus, les fibres élastiques se présentent sous forme de faisceaux ondulés parallèlement situés sous la muqueuse. Au niveau des cordes vocales inférieures, ces faisceaux deviennent très épais et constituent un véritable cordon élastique, le ligament thyro-aryténoïdien, s'étendant, dans une petite partie de son étendue, jusque sous la membrane basale.

Glandes. — La muqueuse laryngée renferme un grand nombre de glandes. Les unes sont disséminées dans presque toutes les régions de la muqueuse ou du tissu sous-muqueux, les autres réunies en groupes occupant dans le larynx une situation définie. On en distingue quatre groupes principaux : deux latéraux, un antérieur et un postérieur.

Les deux premiers constituent les *glandes aryténoïdiennes de Morgagni*. Chacun d'eux se compose de deux portions : une portion longue, presque verticale, située dans l'épaisseur du ligament ary-épiglottique, un peu en avant, en dehors, et tout près du cartilage aryténoïde ; et une portion courte, perpendiculaire à la première, avec laquelle elle figure assez bien une L (Morgagni) dont l'angle serait dirigé en haut et en avant, qui part de la fossette moyenne de la face antéro-externe du cartilage aryténoïde et suit la corde vocale supérieure dont elle forme, à ce niveau, la majeure partie. La longue portion renferme dans son épaisseur le cartilage de Wrisberg. La portion courte, très épaisse à son entrée dans la bande ventriculaire, se divise très vite en trois traînées secondaires. Deux de celles-ci se logent sous les deux faces de la bande ventriculaire. Elles se trouvent séparées par un tissu ne renfermant que peu de glandes, formé surtout de fibres conjonctives et élastiques, et des fibres musculaires du muscle de Rüdinger. Elles vont en s'amincissant d'arrière en avant, pour presque disparaître vers le milieu de la corde supérieure. La troisième, qui suit la paroi externe du ventricule, s'amincit, d'arrière en avant, plus tôt que les deux autres, mais bientôt elle s'épaissit de nouveau progressivement et devient, en avant, plus épaisse et plus longue que les deux autres.

Le troisième groupe, ou *groupe épiglottique*, est situé à la partie inférieure de l'épiglotte. Une partie des glandes qui le composent sont situées dans les fossettes qui excavent la face laryngienne de l'épiglotte ; une autre partie se trouve en avant du cartilage, dans l'espace thyro-hyo-épiglottique, et leurs conduits excréteurs vont s'ouvrir à côté des premiers, sur la face laryngienne de l'épiglotte, après avoir traversé les trous creusés dans le cartilage à ce niveau. Plus haut, les glandes diminuent rapidement de nombre et finissent par disparaître au niveau du tiers supérieur de la face laryngée de l'opercule et de son bord libre.

Le quatrième groupe, groupe interaryténoïdien, occupe la gouttière interaryténoïdienne. Les glandes qui le composent forment une couche épaisse au niveau du muscle aryténoïdien transverse, se logent dans son épaisseur et en arrière de lui, sous la muqueuse postérieure, pharyngo-laryngée. En bas, elles se prolongent en avant du cricoïde.

Sur les cordes vocales inférieures, les glandes manquent au niveau du bord libre, dans la région papillaire. Ailleurs, elles sont en assez grand nombre et occupent une situation particulière, bien connue surtout depuis les travaux de Coyne, Hoyer, B. Fraenkel, Rosenberg, Alexander, Kanthack, R. Heymann, P. Heymann, etc.. Elles se divisent en deux groupes, dont l'un est situé sur la face supérieure de la corde, et l'autre sur sa face inférieure. Chacun de ces groupes se compose de plusieurs rangées dont les longs canaux excréteurs se dirigent obliquement en haut et vont s'ouvrir avant la limite de la région papillaire, soit dans l'épithélium cylindrique, soit dans l'épithélium pavimenteux, mais toujours très près de la limite de l'un ou de l'autre, et dont les organes sécréteurs arrivent sur le muscle thyro-aryténoïdien et pénètrent dans son épaisseur, de telle façon que la contraction de ce muscle doit comprimer les glandes et chasser leur sécrétion vers le bord libre de la corde (B. Fraenkel). Exceptionnellement, les conduits obliques du groupe intérieur, composé de quatre à cinq rangées de glandes, peuvent s'ouvrir, en bec de flûte, *sur* la limite des papilles et même *dans* la région papillaire (P. Heymann). B. Fraenkel a fait remarquer que tout à fait en avant et près de l'insertion des cordes vocales inférieures, on trouve de nombreuses glandes, qui sont à ce niveau plus près des bords libres que celles qui siègent plus en arrière. Il décrit également une glande située horizontalement dans l'épaisseur de la corde vocale, plus près du bord libre que les autres. La situation de cette glande, qui a son axe longitudinal parallèle au bord de la corde vocale, la fait paraître en coupe transversale sur les coupes frontales du larynx. P. Heymann a retrouvé cette glande plusieurs fois, mais il la considère comme une anomalie et la rattache au groupe supérieur irrégulièrement constitué. Cette dernière glande n'étant pas constante, les deux autres groupes, supérieur et inférieur, ne formant pas une masse continue, il peut se faire que sur une coupe frontale on ne trouve aucune glande au niveau des cordes vocales, ce qui explique l'erreur de Luschka, qui a nié leur présence à ce niveau.

La plupart des auteurs ont décrit les glandes de la muqueuse du larynx comme des glandes purement acineuses. Boldyrew, Stieda, Frankenhauser, Klein, P. Heymann ont reconnu aussi l'existence de glandes tubuleuses, et ce dernier auteur a constaté que ces deux types glandulaires se voient côte à côte et peuvent même se rencontrer dans la même glande. Il existe donc dans la muqueuse du larynx des glandes à structure mixte, mais où les acini sont plus nombreux que les tubes. Les uns et les autres sont recouverts d'un épithélium composé de grosses cellules cylindriques ou coniques, reposant sur une membrane basale à structure d'aspect parfois finement fibrillaire, paraissant le plus souvent homogène, contenant de rares noyaux aplatis. Les interstices des cellules, tout contre la membrane basale, sont parfois comblés par de petites cellules rondes à noyaux. Les cellules glandulaires, suivant P. Heymann, ne sont pas toutes identiques. Une partie de ces cellules présentent dans leur moitié inférieure un gros noyau, prenant très bien les matières colorantes, entouré d'un protoplasma granuleux auquel la coloration par l'orcéine donne une apparence finement fibrillaire. Les autres cellules n'ont que des noyaux beaucoup plus petits, situés soit à leur périphérie, soit à leur base, et qui se colorent mal avec les réactifs ordinaires. Le contenu de ces cellules est transparent, très difficile à colorer, d'aspect légèrement fibrillaire quand on peut par hasard y réussir. Heymann n'a souvent trouvé, dans les acini isolés, que l'une ou l'autre de ces variétés cellulaires. Mais souvent aussi il a trouvé les deux dans le même acinus. Et, dans une glande, il a toujours trouvé les deux variétés. L'une de ces variétés seulement sécréterait du mucus; de sorte que les glandes laryngées de l'homme, à épithélium double, comme les sous-maxillaires, comme les glandes de l'épiglotte et du pharynx du mouton où l'on voit aussi des croissants de Gianuzzi (J. Renaut), seraient des glandes séro-muqueuses. Dans la lumière des culs-de-sac ou des tubes sécréteurs, on trouve presque toujours de la mucine lorsqu'on recherche la réaction de ce corps avec le vert d'iode (Schieferdecker) ou la thionine (Hoyer).

Les conduits excréteurs sont recouverts d'un épithélium cylindrique à une seule couche qui devient stratifié au voisinage de l'orifice. Souvent, avant de déboucher à l'extérieur, le conduit présente une dilatation ampullaire et s'ouvre au fond d'une fossette infundibuliforme (Orth, Hoyer, Frankenhauser, Koelliker, Dobrowski, Nicolas). Cette fossette ou la partie terminale du conduit excréteur sont tapissées par l'épithélium vibratile ou pavimenteux qui recouvre la muqueuse à ce niveau.

Vaisseaux et nerfs. — Boldyrew et Spiess, qui les ont étudiés attentivement, ont constaté que les *vaisseaux sanguins* ne présentaient rien de particulier. On peut en distinguer trois réseaux à mailles polygonales, parallèles à la surface de la muqueuse, le plus profond formé de vaisseaux plus volumineux que les deux autres, réunis par des anastomoses à angles presque droits. Les plus fins vaisseaux sont épithéliaux, forment des anses pour les papilles dans la région du bord libre des cordes. Fauvel, et après lui Spiess, ont constaté que les glandes et les follicules lymphatiques étaient entourés d'un fin lacis capillaire.

Les *lymphatiques*, très nombreux, bien étudiés par Sappey, forment sous la muqueuse un riche réseau, parallèle à la surface et à mailles irrégulières.

Le *réseau nerveux* sous-épithélial de la muqueuse laryngée est difficile à étudier. On a pu s'assurer de l'existence d'un très grand nombre de filets nerveux anastomosés. Mais on n'a pu constater l'existence de la myéline que dans ceux qui sont situés dans la couche la plus profonde. Quant au mode de *terminaison* des nerfs, qui n'a guère été étudié que chez les animaux et qui est encore très imparfaitement connu, je m'abstiendrai de mentionner ici ce qu'en disent les auteurs. Cette question d'histologie normale n'est pas encore assez bien élucidée pour que l'histologie pathologique des dernières ramifications, et à plus forte raison des terminaisons nerveuses du larynx, puisse être étudiée avec fruit. Pour les mêmes raisons, je me suis abstenu, en décrivant l'épithélium de revêtement, d'y signaler l'existence de *bourgeons gustatifs* ou du moins de formations qui rappellent ceux de la langue, parce que les recherches de contrôle les plus récentes n'ont pas permis de les retrouver nettement chez l'homme.

B. Lésions histologiques de la muqueuse du larynx dans les laryngites chroniques diffuses. — La pachydermie laryngée de Virchow.

Dans les laryngites catarrhales aiguës ou subaiguës, toutes les couches de la muqueuse ne sont lésées que dans les cas intenses. Dans les cas légers, alors qu'à l'œil nu on observe simplement de la congestion diffuse et une exagération de la sécrétion, le revêtement épithélial n'est pas très altéré; ses cellules superficielles sécrètent une quantité de mucus plus considérable qu'à l'état normal, parce qu'un grand nombre de cellules vibratiles sont devenues caliciformes. On observe ces cellules caliciformes dans le mucus qui recouvre la surface libre de la muqueuse, et, sur les coupes, on les voit en aussi grand nombre au moins que les cellules vibratiles, qui occupent leurs intervalles et sont amincies par compression. On trouve, de plus, un certain nombre de cellules lymphatiques dans les couches profondes de l'épithélium, et on constate que les glandes, qui sécrètent une quantité de mucus plus grande qu'à l'état sain, ne participent cependant que très peu au processus inflammatoire. Sur les coupes on voit le mucus, qui remplit les conduits excréteurs, déborder tout autour de leur orifice sur la muqueuse, où il forme une sorte de champignon. Ce bouchon contient des cellules cylindriques normales, provenant du conduit excréteur, des cellules pleines de mucus, des globules de mucus libre et des cellules lymphatiques en quantité plus ou moins considérable. Les conduits glandulaires sont tapissés de cellules cylindriques, devenues pour la plupart caliciformes ; mais, dans les culs-de-sac qui leur font suite, les cellules glandulaires ne sont pas modifiées. On trouve simplement, dans leurs interstices et dans la lumière de l'acinus, quelques cellules lymphatiques.

Ce n'est que dans les cas intenses qu'on constate des lésions de la couche superficielle du chorion muqueux. Entre les fibres conjonctives et élastiques, au lieu de trouver surtout des cellules plates et peu de cellules lymphatiques, on rencontre une grande quantité de leucocytes, ainsi que dans le tissu conjonctif qui entoure les vaisseaux sanguins, les canaux excréteurs et les culs-de-sac glandulaires. Alors on constate, dans un certain nombre de culs-de-sac de la glande, en même temps qu'une sécrétion purulente de ces culs-de-sac se retrouvant dans les conduits excréteurs, des altérations des cellules à mucus. Leur contenu muqueux est remplacé par un protoplasma granuleux, et leur noyau, considérablement augmenté de volume, occupe le centre de la cellule, au lieu de rester petit et d'occuper la périphérie de la cellule, comme à l'état normal. (Cornil et Ranvier.)

En pareil cas, la membrane basale de l'épithélium de revêtement semble perforée par un nombre plus considérable de canalicules que normalement, et ceux-ci sont beaucoup plus facilement visibles (Rindfleisch, cité par Heymann); en même temps les cellules épithéliales sus-jacentes sont plus ou moins écartées les unes des autres, par places, par des leucocytes migrateurs parvenus en grand nombre dans la couche profonde et entre les cellules cylindriques; elles sont de formes irrégulières, et disposées, sans ordre, à la surface de la muqueuse, où elles forment une couche d'une épaisseur plus ou moins considérable.

Dans les laryngites chroniques, au contraire, toutes les couches de la muqueuse sont intéressées, quoique à des degrés divers, dans les régions atteintes. Les glandes présentent constamment les altérations ci-dessus décrites (Cornil et Ranvier) à des degrés variables et souvent légers. De plus, elles sont presque toujours plus ou moins hypertrophiées. L'hyperplasie peut être assez considérable pour déterminer un épaississement de 3 à 5 millimètres au niveau des bandes ventriculaires ou de la région interaryténoïdienne. En même temps que l'hyperplasie glandulaire, on observe le plus souvent une tuméfaction plus ou moins marquée du tissu conjonctif qui les entoure : le chorion est infiltré, à un degré variable, de leucocytes immigrés. Plus tard, il est épaissi par des éléments conjonctifs de nouvelle formation. Si cet épaississement progresse, et surtout s'il coïncide avec les altérations épithéliales que nous étudierons plus loin, on peut voir survenir, dans la région aryténoïdienne notamment, de l'atrophie glandulaire consécutive (Heryng).

L'épithélium de revêtement subit des altérations diverses. Dans les régions où il est normalement cylindrique à cils vibratiles, on peut le voir, surtout lors des poussées inflammatoires subaiguës, constitué par un amas de cellules cylindriques, ovoïdes ou fusiformes, irrégulièrement implantées sur la muqueuse par une de leurs extrémités et plus ou moins isolées. La surface de la membrane, au lieu d'être limitée régulièrement par la ligne des plateaux des cellules et leurs cils vibratiles, est un peu inégale. Par places, l'épithélium peut même être presque entièrement desquamé, et il existe seulement au-dessus de la membrane basale une couche de petites cellules ovoïdes, implantées perpendiculairiment à la membrane et parallèles entre elles.

Consécutivement aux inflammations répétées ou de longue durée, l'épithélium vibratile du larynx subit une autre modification : il devient pavimenteux stratifié sur une étendue variable. Il se produit là ce que Virchow a appelé une *substitution histologique*, une métaplasie épithéliale. Ces lésions se constatent le plus souvent dans la région aryténoïdienne, à la partie inférieure de la face laryngée de l'épiglotte et sur les bandes ventriculaires. Il est de règle d'observer en même temps un épaississement anormal de l'épithélium pavimenteux sur les points ou sur quelques-uns des points où il existe normalement : région interaryténoïdienne, cordes vocales inférieures, surtout dans leur région postérieure. A un degré plus accentué, l'épaississement de l'épithélium pavimenteux devient relativement considérable. On peut lui reconnaître une couche épaisse complètement kératinisée, et y trouver de l'éléidine.

A ce degré, les lésions de l'épithélium s'accompagnent de lésions du chorion muqueux. A la surface de ce chorion épaissi, constitué par des trousseaux fibreux plus ou moins denses, et plus ou moins infiltrés de cellules lymphatiques et d'éléments fusiformes, les papilles existant sur les points où on en trouve normalement sont hypertrophiées; et, sur les points où l'épithélium pavimenteux a remplacé l'épithélium cylindrique normal, on observe des papilles de nouvelle formation, parfois larges, trapues, peu élevées, parfois terminées en massue, ou bien plus développées et en saillie sur l'épithélium kératinisé. Dans les cas extrêmes, la saillie constituée par la lésion se présente sous forme de tumeurs, végétantes ou non, surtout dans la région interaryténoïdienne et sur les cordes vocales. Au niveau de l'extrémité de l'apophyse vocale, point où la saillie cartilagineuse antérieure se trouve située immédiatement au-dessous de la muqueuse qui s'y continue presque sans interruption avec le périchondre, celle-ci, très adhérente, conserve sa minceur dans beaucoup de cas. Mais autour de ce point, au niveau de la limite des lignes arquées supérieure et inférieure de Reincke, on observe une saillie formée par des éminences papillaires recouvertes d'une couche épithéliale très épaisse. Il en résulte une sorte de tumeur ovalaire, à grand axe antéro-postérieur, qui répond à ce que Stœrk a appelé *tumeur catarrhale*. Parfois la dépression centrale manque, comblée surtout par de l'épithélium épaissi.

Virchow et son élève Rheiner, dès 1852, Foerster en 1864, ont donné de ces lésions des descriptions qui sont restées classiques. Virchow est revenu, à plusieurs reprises, sur l'étude de la question et a donné à cet état de la muqueuse le nom de *pachydermie laryngée*. Cette *métamorphose dermoïde* (Foerster) de la muqueuse du larynx a été, depuis une quinzaine d'années, étudiée de divers côtés avec beaucoup de soin (Virchow, Zenker, Chiari, Hünermann, Bergengrün, Sommerbrodt, Réthi, R. Heymann, P. Tissier, B. Fraenkel, Alexander, Rosenberg, etc.). Les résultats de ces recherches ont été, en général, concordants et établissent que la pachydermie laryngée est un mode de réaction de la muqueuse du larynx aux causes d'inflammation de longue durée quelles qu'elles soient, et que celles qu'on observe, par exemple, chez les buveurs ne diffèrent pas, histologiquement, de celles qu'on observe au voisinage des lésions tuberculeuses ou des néoplasmes malins du larynx.

Lorsque les lésions de ce genre se développent à la partie postérieure du larynx, au niveau des apophyses vocales et surtout en arrière, l'épithélium épaissi a une certaine tendance à une desquamation en masse. Les productions épithéliales polypoïdes interaryténoïdiennes qui se produisent dans l'intervalle des plicatures normales finissent par s'étrangler au niveau de leur pédicule, et arrivent à se détacher spontanément (Leroy). Alors il se produit assez facilement à ce niveau et au fond des plicatures voisines des *érosions* en forme de rhagades plus ou moins profondes, laissant en général intacte la membrane basale, mais pouvant, dans des cas défavorables, constituer des *ulcérations* proprement dites, sécrétant du pus et ayant tendance à gagner en profondeur. Suivant Hünermann, ce processus (en dehors de toute lésion tuberculeuse) pourrait amener la périchondrite, la chordite et la nécrose cartilagineuse. Mais ces *fissures* sont, en général, superficielles et elles guériraient sans doute plus souvent avec rapidité si elles n'étaient entretenues par l'inflammation locale produite par le séjour à ce niveau de sécrétions muqueuses ou muco-purulentes riches en microorganismes divers (Schottelius, Orth, Heryng).

Quand il n'y a pas de productions polypoïdes, les desquamations qui se produisent sur une surface plus ou moins large ne portent, en général, que sur les couches superficielles de l'épithélium et ne se produisent guère que sous l'influence de poussées inflammatoires subaiguës. Les documents anatomiques, pouvant établir en pareil cas l'existence d'érosions vraies, font jusqu'ici complètement défaut.

Lorsque les altérations pachydermiques siègent, au contraire, à la partie antérieure du larynx, en avant des apophyses vocales, elles n'ont, en général, aucune tendance à s'étendre en surface, et le processus conduit à une hyperplasie circonscrite. Les lésions ne ressemblent pas à celles de la région postérieure que Virchow a désignées sous le nom de « pachydermie diffuse ». Cependant cet auteur a cru devoir leur appliquer la dénomination de « pachydermie verruqueuse ». Le contraste entre les deux, fait remarquer Virchow, est plus apparent que réel, et dépend de ce qu'en avant les cartilages sont moins superficiels et les réseaux vasculaires proportionnellement plus développés; mais dans les deux cas il s'agit de productions d'origine inflammatoire.

C. Lésions histologiques de la muqueuse laryngée dans quelques laryngites hypertrophiques circonscrites. — Structure des polypes du larynx.

Les petits nodules des dimensions d'une tête d'épingle à celles d'un grain de millet, siégeant à l'union du tiers antérieur et du tiers moyen du bord libre des cordes vocales, le plus souvent doubles et symétriquement placés, qu'on désigne sous le nom de *nodules inflammatoires* (Schnitzler), *nodules des chanteurs* (Stoerk), ou *nodules vocaux,* ont été étudiés histologiquement par de nombreux auteurs (Stoerk, B. Fraenkel, Labus, O. Masini, G. Masini, Kanthack, Sabrazès et Frèche, Alexander, Chiari, J. Renaut). Les lésions glandulaires décrites par B. Fraenkel, Labus, Alexander, Rosenberg, n'ont été que très exceptionnellement retrouvées par les autres observateurs. Les petits nodules sont de simples épaississements épithéliaux, avec ou sans kératinisation, recouvrant le derme muqueux soit normal, soit hypertrophié. On peut trouver sous l'épithélium des papilles hypertrophiées. Les nodules plus développés peuvent présenter deux types histologiques différents. Dans le premier type, le corps du nodule est formé par un épaississement du derme muqueux composé d'un tissu fibreux très serré, composé de faisceaux de tissu conjonctif et d'un petit nombre de cellules fixes. Entre les faisceaux imbriqués, on voit des vaisseaux sanguins (surtout des veines et des capillaires variqueux) en nombre variable. Entre ce noyau fibreux et l'épithélium plat de la surface, il existe toujours une bande de tissu conjonctif lâche. Tantôt on n'observe pas de papilles, tantôt, au contraire, entre cette bande et l'épithélium, on trouve une zone papillaire plus ou moins accusée, formée le plus souvent, mais non toujours, de papilles adélomorphes, sans relief individuel visible à sa surface. Quand il existe une zone papillaire, l'épithélium offre, en général, les caractères de celui de la corde vocale normale. Dans le cas contraire, les interstices des cellules épithéliales sont distendus, çà et là, par des leucocytes migrateurs infiltrés, et l'on trouve, en général, des signes d'irritation chronique de ces cellules dont une partie sont atteintes d'atrophie nucléaire. Dans le second type, le corps du nodule est formé d'un tissu parcouru par des veines et des grands capillaires dilatés à parois minces, absolument analogues, d'ailleurs, à celui des polypes muqueux du nez, dont il diffère par l'absence de glandes ou de conduits glandulaires. Entre cette masse et l'épithélium présentant également des signes d'irritation chronique, il n'existe pas de zone lamelleuse, mais seulement une membrane basale, homogène, très mince, surmontée de deux ou trois assises de cellules pavimenteuses au-dessus de la couche génératrice (J. Renaut).

Les nodosités rougeâtres de la surface des cordes vocales, qui coïncident assez souvent avec les nodules, ou un seul nodule siégeant au lieu d'élection, dans l'affection à laquelle j'ai réservé le nom de *laryngite granuleuse*, ne sont que des saillies pachydermiques. Contrairement à ce qu'avait cru B. Fraenkel, il est exceptionnel d'y rencontrer des éléments glandulaires.

On voit, par cet exposé, que l'étude histologique des « nodules des chanteurs » permet de constater tous les degrés entre la pachydermie simple et le polype fibreux ou muqueux des autres classiques.

Les *polypes fibreux*, très fréquents, siègent presque invariablement sur les cordes vocales, dans la région antérieure ou préapophysaire, et le plus souvent au voisinage de la commissure. Il est rare d'en trouver sur les bandes ventriculaires ou sur l'épiglotte, plus rare encore d'en observer de nettement circonscrits dans la partie postérieure du larynx. On n'en trouve ordinairement qu'un seul, quelquefois deux, très rarement davantage. Cette production est de forme arrondie, hémisphérique ou ovalaire, quelquefois d'apparence lobulée. Elle est le plus souvent sessile. Quelquefois elle est rattachée au larynx par un pédicule, en général résistant et le plus souvent aplati. Ses dimensions varient depuis celles d'un grain de mil jusqu'à celles d'une grosse cerise. J'ai enlevé un polype fibreux de cette dimension, il y a quelques années, à une femme d'âge moyen qui, aphone depuis six ans, commençait à peine à se trouver gênée pour respirer. On a même observé des fibromes du larynx beaucoup plus volumineux encore. Leur accroissement se fait, en général, lentement, et, comme on le voit par le cas que je viens de citer, il peut évoluer insensiblement pendant des années. La coloration varie d'un rouge intense au gris blanchâtre. La consistance est plus ou moins dure et résistante sous le scalpel. A l'examen histologique, on reconnaît que leur tissu présente tous les caractères du tissu fibreux. Leur surface est lisse et inégale, et invariablement recouverte d'un épithélium pavimenteux stratifié. « La nature de cet épithélium est toujours la même, que le polype soit développé sur la corde vocale qui est tapissée de cellules pavimenteuses ou sur les autres portions de la muqueuse laryngienne qui possèdent un revêtement de cellules cylindriques... Leur développement primitif a lieu dans le tissu conjonctif de la muqueuse » (Cornil et Ranvier). Les vaisseaux, d'abondance variable, peuvent paraître çà et là, ou normaux, ou anormalement dilatés, ou atrophiés. La couleur du polype dépend de la richesse vasculaire de la couche sous-épithéliale. Au-dessous de l'épithélium plat, on trouve, le plus souvent, une couche de papilles plus ou moins développées.

L'éversion du ventricule de Morgagni se présente sous l'aspect d'un polype ventriculaire sessile faisant saillie dans le larynx. Elle a été longtemps considérée comme un prolapsus de la muqueuse du ventricule, ayant perdu son adhérence aux couches sous-jacentes, et retournée comme un doigt de gant. Cette lésion n'est pas très rare chez les tuberculeux, où elle semble dépendre de l'infiltration spécifique du ligament aryépiglottique et du refoulement en dedans de la paroi externe du ventricule (Gouguenheim et Tissier). Mais en dehors de la tuberculose et de la syphilis on peut observer des éversions ventriculaires qui sont, semble-t-il, de véritables polypes fibreux, d'origine inflammatoire, développés aux dépens du tissu conjonctif d'une ou plusieurs des parois ventriculaires. B. Fraenkel, qui a eu l'occasion de faire l'examen histologique d'un cas de ce genre, y a trouvé une masse de tissu conjonctif hyperplasié, recouverte d'épithélium pavimenteux.

Les *polypes muqueux*, qui siègent, comme les polypes fibreux, de préférence sur les cordes vocales, sont en général de petites dimensions, dépassant rarement celles d'un pois ou d'un haricot au maximum. Parfois pédiculés et très mobiles, ils peuvent être sessiles; fusiformes, doublant alors le bord libre de la corde vocale d'une sorte de bourrelet d'apparence œdémateuse qui occupe une longueur variable de sa partie antérieure. Ils présentent d'ordinaire l'aspect gélatiniforme des polypes muqueux du nez. Comme à ces derniers, on leur donne habituellement, bien à tort (Jacques), le nom de myxomes, bien qu'Eppinger et Juracz aient pu conclure de l'examen des observations histologiques publiées jusqu'ici qu'il n'existe peut-être pas encore un seul cas de polype du larynx dont la structure vraiment myxomateuse ait été démontrée. Je ne m'étendrai pas ici sur la question de la nature des polypes muqueux : elle a été traitée en détail par Jacques (de Nancy) à la dernière session de la Société française de laryngologie, et à cette même session j'ai communiqué mes propres observations histologiques, entièrement confirmatives des siennes. La structure des polypes muqueux du larynx, ainsi qu'on l'a vu plus haut dans l'exposé des recherches de Renaut (de Lyon) sur la structure des nodules mous ou « muqueux », ne diffère de celle des polypes muqueux du nez que par l'absence habituelle de glandes et de kystes glandulaires, et Renaut les appelle « pseudo-myxomes ». Les comptes rendus de la dernière session de la Société française de laryngologie contiennent une microphotographie très démonstrative d'un des cas de « fibrome œdémateux » d'une corde vocale, communiquée par Jacques.

Les *papillomes* du larynx sont encore plus fréquents que les polypes fibreux. Ils représentent environ la moitié des cas de polypes du larynx qu'on a l'occasion d'observer. Ils se présentent soit sous forme de papillomes *circonscrits*, le plus souvent multiples, se développant souvent assez vite, mais ayant peu de tendance à s'accroître lorsqu'ils sont arrivés à certaines dimensions variant de celles d'un grain de chènevis à celle d'un haricot et parfois même d'une petite fraise; et de papillomes *diffus*, ayant au contraire une grande tendance à s'étendre rapidement et à envahir tout le vestibule du larynx. Le siège ordinaire des papillomes circonscrits, ou le point de départ ordinaire des papillomes diffus, se trouve soit de préférence sur les bords libres ou la face supérieure des cordes vocales et en particulier de leur moitié antérieure, surtout au voisinage de la commissure, bien moins souvent sur la face inférieure de ces cordes ou leur moitié postérieure, plus rarement sur la face postérieure de l'épiglotte, et surtout sur les ligaments aryépiglottiques et la région aryténoïdienne. Les polypes papillaires du larynx présentent une coloration rosée, souvent pâle et grisâtre, ou bien rouge, et parfois même d'un rouge intense. Leur consistance, généralement molle et friable, est parfois assez ferme dans certains cas. Ils ont une apparence variable, tantôt mûriforme ou même presque lisse, et alors ils peuvent être pédiculés aussi bien que sessiles; ou bien végétante et villeuse, en chou-fleur, et alors ils sont presque toujours sessiles. Certains de ces papillomes ont une coloration blanchâtre et une apparence cornée. Le papillome diffus, qui naturellement est sessile, affecte presque constamment la forme en chou-fleur.

Toutes ces variétés sont susceptibles d'atrophie, de résorption et de disparition spontanées.

Les examens histologiques montrent que ces variétés d'aspect n'imposent aux divers papillomes laryngés que des modifications de structure insignifiantes. Ils se composent invariablement de papilles formées de tissu conjonctif et de vaisseaux sanguins, et d'un revêtement épithélial, toujours pavimenteux stratifié. Les proportions relatives de ces deux éléments constitutifs du papillome peuvent varier. Souvent, surtout quand les papilles sont relativement courtes, elles sont comprises dans un revêtement épithélial commun (forme lisse); ou bien lorsqu'elles sont au contraire longues et inégales, elles sont recouvertes d'un revêtement épithélial, soit individuellement, soit par groupes (forme villeuse, rare; ou en chou-fleur, commune). Les dimensions des vaisseaux sont variables, ainsi que l'épaisseur des papilles. L'épithélium est quelquefois tellement épais qu'il constitue la plus grande partie du polype papillaire. Il est composé de cellules polygonales, de plus en plus aplaties à mesure que les couches deviennent plus superficielles. Quelquefois elles finissent par se kératiniser complètement et on y trouve de l'éléidine (papillome corné). Sur des coupes de la muqueuse laryngée atteinte de papillomes multiples à divers degrés de développement, Werner a constaté que, tout à fait au début, on n'observe qu'une dilatation des vaisseaux sanguins et une abondante infiltration cellulaire de la région. Il a pu suivre, à des degrés plus avancés, l'hyperplasie progressive de tous les éléments de la muqueuse, et notamment le développement des vaisseaux. En somme, malgré ces différences portant sur la part réciproque des éléments constituants (axe conjonctivo-vasculaire d'une part; et de l'autre, épithélium de revêtement), les papillomes du larynx comme les autres peuvent être, de toute évidence, considérés comme des hypertrophies en masse des papilles (Brault), et non comme des tumeurs (euthéliomes de Fabre-Domergue, épithéliome adulte de Bard, etc.).

Les hypertrophies glandulaires qui donnent lieu à un épaississement étendu de la muqueuse dans la laryngite catarrhale chronique « constituent, à proprement parler, de petits *adénomes* » (Cornil et Ranvier). « Ils peuvent, dans quelques cas, proéminer davantage et même se pédiculiser un peu. Les culs-de-sac de ces hyperplasies glandulaires sont plus gros qu'à l'état normal, mais leurs cellules épithéliales y conservent leurs caractères physiologiques. Elles sont remplies de mucus. Le plus souvent, à la surface de ces productions, on trouve des excroissances papillaires. Il est plus rare, au contraire, d'observer des glandes hypertrophiées à la base des adénomes » (Brault). Ils sont parfois entourés, au moins en partie, d'une coque fibreuse, ainsi que je l'ai observé dans un cas personnel.

Ce cas concerne un homme âgé aujourd'hui de cinquante ans, auquel j'ai enlevé, en 1888, un polype gros comme un pois de la partie la plus antérieure de la corde vocale droite, qui se présentait sous la forme d'une petite masse rosée tendant à se pédiculiser. Je croyais à un papillome. L'examen histologique, pratiqué par le Dr A. Gombault, montra qu'il s'agissait d'un adénome ou plutôt d'un fibro-adénome. La masse glandulaire hyperplasiée, composée d'une grande quantité de culs-de-sac tapissés de cellules muqueuses, était recouverte d'une membrane propre et d'une sorte de coque fibreuse, plus épaisse d'un côté que de l'autre et assez vasculaire. L'épithélium pavimenteux était d'apparence normale. On ne voyait pas nettement de papilles. Depuis quinze ans, ce polype n'a pas récidivé, bien que le malade souffre toujours d'une laryngite catarrhale chronique que je lui ai toujours connue, et dont il ne s'est jamais soigné sérieusement en dehors de quelques poussées subaiguës qui l'ont, de temps à autre, ramené à mon cabinet.

Je n'ai plus eu l'occasion, depuis lors, de retrouver d'adénomes parmi les nombreux polypes que j'ai enlevés, et dont l'examen histologique a été pratiqué pour la majeure partie, et toujours par des histologistes d'une compétence indiscutable. L'adénome du larynx est, en effet, d'une extrême rareté.

Les *kystes* du larynx, auxquels Beschorner, Moure et Ulrich, entre autres, ont consacré d'intéressants mémoires, sont à peu près constamment des kystes glandulaires par rétention. Leur volume est variable; mais il peut atteindre et même dépasser celui d'une cerise. On peut les trouver sur divers points du vestibule et notamment sur la partie antérieure de la face supérieure des cordes vocales; mais, quatre fois sur cinq, ils siègent à la face *antérieure* de l'épiglotte et relèvent plutôt de la pathologie de la base de la langue que de celle du larynx. Ils ne sont pas très rares et j'ai eu plusieurs fois l'occasion d'en observer, de sièges divers. Ces kystes, arrondis, le plus souvent gris et transparents, recouverts d'une muqueuse amincie et sillonnée d'arborisations vasculaires, ont été assez rarement examinés histologiquement. On les a trouvés formés d'une poche pleine de liquide muqueux, clair ou trouble, quelquefois laiteux ou d'une substance pâteuse, comme le miel. Ce contenu renferme des éléments cellulaires. La paroi interne est lisse et recouverte d'un épithélium cylindrique à une simple couche (Eppinger).

L'*angiome* caverneux, d'origine congénitale, est très rare dans le larynx. Mais il est plus fréquent d'y trouver, au niveau d'épaississements fibreux ou papillaires, ou même parfois sans épaississement sous-jacent bien appréciable, une sorte de plaque à mailles irrégulièrement allongées, formée de dilatations vasculaires anastomosées, à apparence anévrysmale ou variqueuse. Souvent, quand l'épaississement manque ou est insignifiant, les vaisseaux sont de couleur rouge vif. La lésion n'a aucune tendance à disparaître. J'ai observé plusieurs fois des faits de ce genre chez des femmes d'âge moyen. Toutes, sauf une, étaient des chanteuses de profession, et se plaignaient d'altérations diverses de la voix chantée consécutives à des fatigues professionnelles. On peut observer aussi, sur les cordes vocales, des ecchymoses ou de véritables *hématomes* sous-muqueux, consécutifs à des efforts vocaux ou d'origine cataméniale (Moure, Ruault). Il s'agit, en pareil cas, de ruptures vasculaires n'ayant aucun rapport avec l'inflammation, mais ces hémorragies interstitielles des cordes vocales peuvent donner lieu, comme celles qui se produisent au niveau des polypes fibreux ou autres, à la formation de *kystes hématiques*.

L'étude de la structure histologique de ces diverses lésions circonscrites de la muqueuse du larynx vient de nous montrer que la conception de Virchow, loin d'être une simple vue d'esprit, s'appuie, au contraire, sur les bases les plus solides. Et nous nous trouvons conduits à les rattacher à la pachydermie laryngée, tantôt à sa forme anatomique typique, tantôt à d'autres formes où les altérations prédominent ou se localisent soit au niveau de l'épithélium ou du tissu conjonctif (nodules inflammatoires, laryngite granuleuse), soit au niveau de l'épithélium et des papilles hypertrophiées (papillomes), soit au niveau de la couche conjonctive du chorion (polypes muqueux ou fibreux). En outre, si l'on considère que les hyperplasies glandulaires isolées (adénomes) que l'on peut observer exceptionnellement sur les cordes vocales, dans la région antérieure du larynx, ne diffèrent pas histologiquement des hypertrophies glandulaires qu'on observe dans les autres régions dans le cours de la laryngite catarrhale chronique ancienne; que les kystes du larynx, sauf les kystes hématiques accidentels, sont toujours glandulaires et résultent de l'oblitération, inflammatoire d'origine, du canal excréteur d'une glande; que les angiomes vrais, caverneux, qui doivent être d'ailleurs considérés comme des malformations congénitales et non comme des tumeurs (Quénu), sont très rares dans le larynx, où les lésions dénommées « angiomes » ne sont presque jamais que des dilatations vasculaires anévrysmales ou plutôt variqueuses associées à des épaississements fibreux ou à des hypertrophies papillaires; on arrive à cette conclusion, déjà indiquée au début de ce travail, que le groupe des tumeurs bénignes de la muqueuse laryngée, cliniquement désigné sous le nom de *polypes du larynx*, est purement artificiel et doit être, dans l'état actuel de nos connaissances, rattaché à la laryngite chronique.

D. Étiologie et pathogénie générales des laryngites chroniques.

Les processus inflammatoires chroniques de la muqueuse laryngée sont très rarement chroniques d'emblée. Toutefois, certaines affections spécifiques, à évolution d'abord localisée en certains points des couches les plus profondes de la muqueuse du larynx (cancer, tuberculose chronique, lèpre...), peuvent déterminer, par l'irritation continue dont elles sont cause, l'apparition de lésions inflammatoires chroniques des parties sus-jacentes et voisines. Encore l'observation attentive des cas de ce genre permet-elle bien souvent de constater que ces inflammations s'établissent et progressent d'abord par petites poussées successives. En pareil cas, d'ailleurs, les phénomènes inflammatoires qui accompagnent l'affection causale perdent tout intérêt en face de cette dernière, en raison de sa gravité. Nous ne ferons que les signaler ici, car ils ne sont qu'un épiphénomène des laryngites chroniques spécifiques, dont nous n'avons pas à nous occuper dans ce travail.

Dans un très grand nombre de cas, les laryngites chroniques succèdent à des processus inflammatoires aigus ou subaigus de même siège. Tantôt c'est à une laryngite aiguë ou subaiguë, spécifique : rougeole, diphtérie, syphilis secondaire surtout... ; tantôt c'est à une laryngite grippale, ou plus rarement à une laryngite aiguë de cause banale, mal soignée ou négligée par le malade, qui s'abstient de se soustraire aux causes qui l'ont produite. D'ordinaire, le catarrhe chronique ne s'installe que lorsque le malade a déjà souffert antérieurement d'attaques aiguës ou subaiguës répétées. Au bout d'un certain nombre de récidives, la résolution ne se fait plus complètement, les lésions persistantes apparaissent et prennent bientôt une marche lente et continue.

C'est là plus souvent ainsi que la maladie prend naissance chez les individus atteints de coryza et d'angines chroniques. Lorsqu'elles évoluent parallèlement aux lésions nasales ou pharyngées, on est évidemment en droit de les considérer comme une localisation du catarrhe diffus des premières voies. Mais le plus souvent les lésions du larynx n'apparaissent que longtemps après celles du nez et du pharynx. Faut-il les considérer toujours, en pareil cas, comme des laryngites par propagation, résultant d'une extension des lésions par continuité ou contiguïté? Je ne le pense pas. Dans leur genèse, le rôle prédominant appartient à *l'insuffisance de la perméabilité nasale* qui, en obligeant le sujet à respirer, constamment ou la plupart du temps, par la bouche, et en soumettant ainsi son larynx à l'action directe, continue ou répétée, d'un air souvent trop froid et souvent aussi trop sec, chargé de poussières et de germes, est ainsi par elle-même une cause persistante de laryngite. Cependant il n'est pas douteux qu'en l'absence des lésions nasales ou pharyngées déterminant la sténose des premières voies et nécessitant la respiration buccale, certaines maladies du nez, comme l'*ozène*, ou certaines *amygdalites chroniques* (catarrhe chronique de l'amygdale *pharyngée*, amygdalite lacunaire, hypertrophie de l'amygdale *linguale*, parfois mycose leptothrixique, etc.), ne déterminent assez souvent l'apparition d'une laryngite chronique par propagation. L'hypertrophie de la luette, à laquelle on a longtemps attribué une valeur étiologique indiscutable, est, en général, une conséquence de l'angine chronique diffuse qui coïncide si souvent avec la laryngite, et n'a pas d'influence spéciale sur le développement de cette dernière. Aussi, bien que quelques auteurs (Gottstein, Krieg) aient soutenu, récemment encore, que l'irritation déterminée par le contact d'une luette trop longue avec l'épiglotte et les mouvements répétés de déglutition à vide et de « raclage » qui en résultent sont capables sinon de causer la laryngite chronique, du moins de l'entretenir, cette opinion ne me paraît devoir être acceptée qu'avec réserves, et seulement dans les cas extrêmes d'élongation uvulaire.

Si l'obstruction nasale et les angines chroniques sont les causes prédisposantes intrinsèques, les plus puissantes peut-être, de laryngite chronique, elles ne sont pas les seules. Les affections chroniques non spécifiques des voies respiratoires inférieures, surtout celles qui entretiennent une toux fréquente et prolongée, retentissent souvent sur le larynx. Chez les malades atteints de *bronchite chronique*, il n'est pas rare de voir la laryngite chronique s'installer à la suite de la bronchite, consécutivement à des poussées hyperémiques répétées, et s'améliorer ensuite peu à peu, si la bronchite chronique s'améliore elle-même et que la toux diminue. Chez les emphysémateux atteints de *troubles fonctionnels du cœur*, et chez les sujets atteints d'affections valvulaires mal compensées ou de myocardites progressives, l'examen laryngoscopique fait constater une rougeur diffuse, sombre, de la muqueuse, qui décèle une stase veineuse anormale. Cet état congestif, dans beaucoup de cas, facilite l'apparition de lésions persistantes d'inflammation chronique.

Les *troubles gastro-intestinaux* chroniques, tels que dyspepsies, entérites, constipation, etc., ont souvent pour conséquences des poussées congestives de la face et du cou qui se produisent avec une très grande facilité sous l'influence des causes les plus banales, ou même sans causes occasionnelles appréciables.

La laryngite chronique s'établit aisément chez ces malades. Il en est de même chez certains migraineux, rhumatisants, hémorroïdaires, etc., dont les réactions vaso-motrices sont d'ordinaire plus ou moins exagérées, et que l'anamnèse, personnelle et héréditaire, permet souvent de ranger dans la catégorie des *neuro-arthritiques*. C'est chez les sujets de ce genre qu'on observe ces congestions laryngées passagères dues à certaines odeurs (odeur de gibier, odeur de violettes, etc.) dont l'étude a été faite récemment par Joal. Dans la maladie arthritique par excellence, le *diabète gras*, on voit aussi la laryngite chronique chez un certain nombre de sujets. Toutefois ils paraissent moins fréquemment atteints de laryngites que de pharyngites chroniques, affections que la gingivite et la sécheresse de la muqueuse buccale pharyngée finissent par déterminer fatalement chez la majorité d'entre eux. La laryngite catarrhale chronique est fréquente chez les *goutteux;* et lorsqu'elle existe, il est habituel de la voir s'améliorer plus ou moins sous l'influence des poussées articulaires. On observe parfois aussi des phénomènes de bascule de même genre chez les hémorroïdaires. On peut donc, à la rigueur, considérer l'*arthritisme* comme une des causes prédisposantes de la laryngite chronique.

Il est d'usage aussi de considérer le *lymphatisme,* c'est-à-dire le peu qui reste de l'ancienne scrofule, comme un état qui prédispose spécialement aux inflammations chroniques des premières voies. Mais ce tempérament morbide n'est qu'une diathèse acquise au moins en partie; l'hérédité ne suffit pas à l'expliquer. Dans bien des cas, des causes nocives sont venues ajouter leur influence : ce sont toutes les mauvaises conditions hygiéniques, l'internement et l'encombrement dans les orphelinats, la vie dans des habitations humides, dans l'air confiné et jamais ensoleillé; la nourriture insuffisante, de mauvaise qualité, mal préparée; l'hygiène cutanée à peu près nulle, etc. Or, toutes ces causes, à elles seules, diminuent la résistance de l'organisme, et tout au moins prédisposent aux inflammations des muqueuses et aux adénopathies les enfants assez heureux pour échapper à la tuberculose qui les guette, si elle ne sommeille déjà dans leurs amygdales ou leurs ganglions sous une forme latente.

Ces diverses causes prédisposantes, et surtout les premières, se retrouvent très fréquemment, même chez les sujets atteints de laryngites chroniques dites *professionnelles,* crieurs publics et boursiers, marchands ambulants, instituteurs et professeurs, instructeurs militaires, avocats, conférenciers, orateurs, prédicateurs, comédiens et chanteurs, que leur profession expose déjà, en les obligeant à un usage continu et prolongé de la voix parlée ou chantée, à la fatigue du larynx, aux congestions locales de l'organe qui en résultent. Le *surmenage fonctionnel* est une des causes déterminantes de laryngite chronique les plus puissantes; et l'on doit considérer comme le plus nuisible de tous les surmenages vocaux, l'usage prolongé de la voix à un moment où le larynx est atteint de catarrhe aigu ou subaigu, même léger.

Les professionnels de la voix parlée sont d'accord pour déclarer que ce qui la fatigue le plus, c'est la lecture à haute voix ou la récitation. Pour peu qu'une lecture soit prolongée, le larynx se fatigue, surtout si le lecteur n'a pas surveillé son intonation, c'est-à-dire n'a pas placé sa voix sur son médium, mais bien sur un ton trop aigu ou trop grave. Le lecteur, le conférencier, le professeur, le prédicateur même, peuvent ménager leur voix, tandis que le comédien n'est pas toujours maître de le faire; certains rôles de drames sont particulièrement dangereux; les coups de poitrine, les hoquets dramatiques, les sanglots s'y répètent, et l'artiste s'y fatigue toujours. L'acoustique de la salle a de même une grande importance; une salle dans laquelle l'acteur ne se rend pas bien compte de la portée de sa voix, une salle trop grande qui l'oblige à en exagérer l'intensité aux dépens de l'articulation, déterminent rapidement de la fatigue du larynx. Cette fatigue se traduit, au laryngoscope, par de la congestion de la muqueuse, d'une durée variable.

L'acoustique de la salle a encore une importance plus grande pour les chanteurs; si l'artiste ne s'entend pas bien chanter et ne se rend pas suffisamment compte de l'intensité de sa voix, il se voit obligé d'ouvrir les notes élevées et se fatigue rapidement en chantant malgré lui « sur le souffle ». Cette fatigue du larynx se traduit, chez le chanteur comme chez l'orateur, par de la congestion de la muqueuse. Et si ces congestions se répètent, l'inflammation apparaît rapidement. Lorsqu'elle persiste, en cas de laryngo-bronchite aiguë, ou de simple rhume, et que l'artiste s'obstine à chanter quand même, quelque parfaites que soient les autres conditions où il se trouve, il doit savoir qu'il fait courir à sa voix un réel danger. Bien des artistes gagnent une laryngite chronique rebelle simplement en « chantant sur un rhume » plusieurs jours de suite, au lieu de se reposer. D'autres la doivent à l'obligation où ils se sont trouvés de chanter pendant quelque temps un rôle qui les oblige à déplacer leur registre vocal. En signalant le travail de Joal sur les poussées hyperémiques auxquelles sont exposés les artistes lyriques qui ne chantent pas dans leur tessiture et qui peuvent être le prélude d'une laryngite chronique, Moure ajoute : « Je puis dire que c'est particulièrement chez les chanteurs qui déplacent leur voix dans le registre grave que l'on constate facilement ces hyperémies..., que de fois n'ai-je pas vu le rôle de Carmen interprété par des soprani produire chez elles ces congestions de la muqueuse vocale ! Les artistes qui apprennent ou chantent en même temps deux rôles placés dans des tessitures différentes subissent aussi assez aisément ces poussées... »

Comme le fait remarquer Castex, c'est cette obligation de chanter ou de chantonner constamment sans tenir compte de la tessiture et de la puissance de leur voix, et en interrompant à chaque instant le chant d'observations à voix parlée haute, qui rend l'enseignement du chant particulièrement pernicieux pour la voix. Aussi les maîtres ou maîtresses de chant qui arrivent à la fin de leur carrière sans avoir été touchés peu ou prou par le catarrhe chronique du larynx constituent-ils une minorité.

Combien d'élèves, à leur tour, doivent à la mauvaise direction qu'ils ont reçue les laryngites chroniques dont ils souffrent, et qui parfois les obligent à renoncer à l'étude du chant malgré de brillantes dispositions naturelles ! Les victimes des mauvaises méthodes d'enseignement du chant sont légion. Chez les uns, c'est le surmenage qu'il faut incriminer; chez les autres, c'est une respiration et une émission défectueuses. Beaucoup de voix se perdent parce qu'elles ont été mal classées. Par malheur le médecin n'y peut rien.

Le plus souvent, quand on a recours à lui, le mal est fait. Il serait désirable que le professeur lui-même fût le premier à rechercher sa collaboration, quand l'élève se trouve hors d'état de suivre son enseignement parce qu'au moindre exercice la voix lui manque. En pareil cas cependant, le médecin est seul compétent pour rechercher et reconnaître ces congestions passagères du larynx, états fluxionnaires pouvant ne durer que quelques heures, sur lesquels Joal a appelé l'attention, et qui sont pour ainsi dire, chez les chanteurs, la signature de la *fatigue laryngée professionnelle*. Seul il peut les rattacher à leur véritable cause, *par exclusion des autres*. Mais la fatigue une fois reconnue il ne peut aller plus loin; c'est affaire au professeur de rechercher par l'observation attentive de son élève s'il le fait travailler trop ou s'il le fait travailler à côté. Bien souvent alors, si les accidents sont à leur début, les lésions encore légères, un repos relatif, la suppression d'une mauvaise habitude passée jusque-là inaperçue, la recherche de la tessiture naturelle de la voix et au besoin un changement de méthode, des exercices techniques appropriés, etc., remettront les choses en ordre.

Une autre catégorie de laryngites chroniques d'origine professionnelle atteint les individus que leur métier expose à l'action continue, prolongée ou répétée des fumées ou des poussières irritantes, tels que les mécaniciens ou chauffeurs, les ramoneurs, fumistes, charbonniers, tailleurs de pierre, plâtriers, grainetiers, meuniers ou boulangers, hommes de peine ou employés séjournant dans des magasins où l'air est constamment chargé de poussières, ouvriers travaillant dans des ateliers enfumés, etc.

La laryngite chronique se développe très facilement et très

fréquemment chez les grands *fumeurs*, surtout les fumeurs de cigarettes, en raison des qualités très irritantes de la fumée du papier et aussi de l'habitude qu'ont la majorité de ces fumeurs d'« avaler » la fumée, c'est-à-dire de la faire pénétrer, par aspiration, jusque dans la trachée. L'*alcool*, sous toutes ses formes, surtout sous forme d'eau-de-vie et liqueurs non diluées, est encore plus nuisible au larynx que le tabac à fumer, dont l'usage lui est d'ailleurs bien souvent associé. La congestion habituelle du larynx entretenue par l'alcool aboutit fatalement à l'inflammation chronique. Là comme ailleurs l'affection résulte, dans la majorité des cas, de l'association de plusieurs causes différentes dont chacune a contribué à sa genèse.

L'influence du *sexe* n'est qu'apparente, bien que les hommes représentent la majorité des malades. Cette différence vient de ce que les hommes sont astreints par leur profession à des occupations, ou adoptent un genre de vie qui les exposent, plus que leurs compagnes, aux diverses causes déterminantes. Mais si la femme vient à se trouver dans des conditions analogues, elle contracte l'affection tout aussi facilement et, dans certains milieux féminins, celle-ci devient très commune. Il en est ainsi dans les ateliers enfumés ou envahis par des poussières ou vapeurs chimiquement irritantes. Il en est de même chez les filles publiques, exposées aux refroidissements répétés, victimes de l'ivrognerie, et de l'abus du tabac à fumer dans des milieux mal aérés. Les excès vénériens jouent peut-être parfois leur rôle en pareil cas. Leur retentissement sur l'appareil de la voix, chez bien des gens, est indéniable; on observe assez fréquemment des artistes lyriques qui ne peuvent se permettre de dépasser quelque peu la mesure en cette matière, sans avoir à compter avec des poussées congestives du larynx qui leur enlèvent une partie de leurs moyens, ou même les empêchent de chanter pendant plusieurs jours consécutifs. Il en est de même dans les deux sexes; et chez les jeunes sujets, l'onanisme est capable de déterminer de la congestion laryngée habituelle.

Ces faits démontrent bien la corrélation qui existe entre le larynx et les organes génitaux : on a peu d'occasions de l'observer chez l'homme en dehors des faits que je viens de citer, mais on sait que chez les eunuques, la castration faite de bonne heure arrête le développement du larynx et empêche la *mue* de la voix. Chez la femme, au contraire, cette corrélation se manifeste très fréquemment. Les affections utéro-ovariennes graves ou légères, la simple dysménorrhée, déterminent des congestions répétées du larynx qui finissent par devenir habituelles dans certains cas et peuvent aboutir à des laryngites chroniques. L'approche de la période cataméniale, dans des conditions en apparence physiologiques, suffit même, chez certaines personnes, à congestionner leur larynx ; et la plupart des femmes atteintes de laryngites chroniques voient leur état s'aggraver chaque mois, à cette occasion, pendant quelques jours. Chez d'autres, il peut se produire au niveau du larynx des hémorragies sous-muqueuses, ou des hémoptysies. Pendant les derniers mois de la grossesse, et aussi pendant les mois qui précèdent l'établissement de la ménopause, on observe fréquemment des phénomènes de même ordre : congestions répétées ou habituelles du larynx pouvant aboutir à des lésions d'inflammation chronique, aggravation des laryngites chroniques préexistantes, par multiplication des poussées congestives, augmentation de leur intensité et prolongation de leur durée. La castration chez la femme est toujours tardive et le plus souvent nécessitée par des annexites suppurées ou non : il ne semble pas que dans ces conditions cette opération ait des effets fâcheux sur le larynx lorsqu'il est sain. Moure a vu la voix baisser, après l'opération, chez deux soprani qui sont devenues contralti. Poyet et Castex, et j'ajouterai Ruault, ont examiné des chanteuses ovariotomisées sans que l'opération ait eu de retentissement sur le larynx. La castration chez la femme n'est cependant pas toujours indifférente en cas de laryngite chronique, et je citerai plus tard, en décrivant la laryngite sèche, un fait à l'appui de cette opinion.

L'influence de l'*âge* n'est guère plus nette. Le plus grand nombre des malades sont des adultes de trente-cinq à cinquante ans. Il est exceptionnel que l'affection se développe chez les vieillards et dans le cours de la première enfance; mais elle devient plus fréquente dans la seconde enfance. Chez les jeunes garçons on la voit assez fréquemment se développer pendant la période de la *mue vocale*. Il s'agit le plus souvent, en pareil cas, d'écoliers ayant l'habitude d'entremêler leurs jeux en plein air, souvent en pleine poussière l'été, ou au froid humide pendant l'hiver, de cris répétés, d'appels et de conversations à longue distance, etc., et qui continuent à faire de même, au prix d'efforts vocaux exagérés, malgré l'enrouement dont ils ont été atteints dès le début de la période de la mue, et qui eût cessé avec elle si l'organe en voie de développement n'eût pas été astreint à des fatigues intempestives. On peut voir également la laryngite chronique se développer chez les enfants des deux sexes, plusieurs années avant la période de la mue vocale, à la suite de surmenage fonctionnel. Moure incrimine avec raison la lecture à haute voix et le chant, surtout en chœur, dont on abuse dans certaines écoles de jeunes enfants. La laryngite chronique peut encore s'observer, chez ces derniers, comme reliquat de laryngites aiguës d'origine grippale, ou de laryngites spécifiques, surtout rubéoliques. Ces laryngites chroniques précoces disparaissent parfois spontanément au moment de la mue ou aux approches de la puberté (Moure).

D'une façon générale, les laryngites chroniques sont plus fréquentes dans les pays froids et humides que dans les régions tempérées et surtout dans les pays chauds. Mais elles sont communes dans certaines régions tempérées où les changements brusques de température et d'état hygrométrique de l'atmosphère favorisent les affections inflammatoires des voies respiratoires aussi sûrement que le froid humide prolongé.

Existe-t-il une étiologie particulière des polypes du larynx? Lorsqu'on consulte les auteurs qui ont écrit l'histoire de ces prétendues tumeurs bénignes de la muqueuse laryngée, on se rend compte aisément qu'il n'en est rien. Les conditions étiologiques énumérées sont identiquement les mêmes, en effet, que celles de la laryngite chronique. Les catarrhes aigus ou subaigus, spécifiques ou non, et même les catarrhes chroniques sont notés comme causes prédisposantes indéniables; puis les congestions et irritations répétées du larynx de causes diverses; enfin et surtout le surmenage fonctionnel.

En ce qui concerne notamment les papillomes, qui sont parfois congénitaux (Causit), se voient dans le cours de la première enfance, sont assez fréquents pendant tout le cours de la seconde enfance, et peuvent être observés chez plusieurs membres de la même famille (Gerhardt, Moritz, Fauvel, Poyet), on invoque une prédisposition individuelle ou héréditaire (Fauvel, Poyet). Verneuil expliquait ces faits en admettant l'existence d'une prétendue diathèse néoplasique, faisant remarquer que les gens atteints de polypes du larynx présentaient souvent des tumeurs analogues sur la peau et même dans le tissu cellulaire sous-cutané. Mais, à vrai dire, cette hypothèse n'explique rien : elle confirme le fait que certains individus, souvent de la même famille, qui ont des polypes du larynx ont en même temps des verrues, des polypes cutanés (*molluscum pendulum*), de petits fibromes sous-cutanés, etc., mais elle ne nous dit pas pourquoi il en est ainsi. Par conséquent, ce que nous savons de l'étiologie des polypes du larynx, comme de leur structure, nous autorise pleinement à les considérer comme des productions d'origine inflammatoire.

Les données étiologiques qui précèdent montrent que la pathogénie de l'inflammation chronique de la muqueuse du larynx ne présente rien de bien spécial. Elle n'est presque jamais chronique d'emblée, sauf dans les cas, fréquents d'ailleurs, où elle résulte de la propagation au larynx d'une inflammation catarrhale chronique de la muqueuse du pharynx, des fosses nasales ou de leurs annexes. Dans un certain nombre d'autres cas, la laryngite chronique n'est que le reliquat ou la conséquence d'une laryngite aiguë, spécifique ou non, ou d'une laryngite spécifique subaiguë (syphilis secondaire) qui l'a précédée, mais dans les autres, qui constituent vraisemblablement la majorité, elle succède à des congestions répétées de la muqueuse, marquant ou non le premier stade d'une poussée inflammatoire subaiguë et pouvant elles-mêmes avoir les origines les plus diverses : irritation locale, ou des parties voisines, d'ordre physique, mécanique, chimique, toxique; fatigue musculaire par surmenage ou malmenage vocal, réflexes vaso-moteurs à points de départ divers, etc. Elles peuvent même n'être que des congestions purement passives (stase veineuse des cardiaques, etc.). Je ne traiterai pas ici des rapports entre l'inflammation aiguë et l'inflammation chronique, ou entre la congestion habituelle et l'inflammation subaiguë et chronique : c'est là une question de pathologie générale dont l'étude ne saurait trouver légitimement sa place dans mon travail.

Les processus de réparation ne présentent, non plus, rien de spécial au niveau de la muqueuse laryngée. Lorsque les causes ayant provoqué et entretenu la laryngite chronique cessent d'agir, ou bien que, certaines d'entre elles ayant disparu, les autres deviennent impuissantes ou insuffisantes, l'amélioration spontanée, puis la guérison plus ou moins complète peuvent survenir. Mais cette heureuse évolution n'est pas une conséquence obligée de la disparition des causes nécessaires à la genèse et au développement de l'inflammation. Dans certaines conditions, celle-ci, au lieu de rétrocéder, persiste et même poursuit son évolution pathologique, bien que les premières aient disparu et sans que d'autres y contribuent d'une manière apparente. Il est probable qu'alors elle peut parcourir ses derniers stades sans que ceux-ci en reconnaissent d'autres causes actuelles qu'une inertie ou une évolution défectueuse de la vie cellulaire. A la vérité, l'hypertrophie stationnaire, de même que les dégénérescences cellulaires, doivent être considérées comme des conséquences de l'inflammation, et non comme un de ses stades; ce sont des lésions d'origine inflammatoire, mais non pas des lésions inflammatoires. Aussi n'est-il pas étonnant que l'évolution de ces diverses lésions soit étroitement liée à l'âge du sujet, à son tempérament inné ou acquis, à son état de santé actuel, à toutes les causes enfin pouvant modifier en divers sens les propriétés vitales de ses tissus. C'est ainsi qu'un enfant, un jeune sujet bien constitué, placé dans de bonnes conditions hygiéniques, pourra aisément guérir spontanément d'une laryngite chronique très accusée, si les causes occasionnelles ou extrinsèques qui ont amené l'affection et l'ont jusque-là entretenue viennent à disparaître. Au contraire, la *restitutio ad integrum* sera plus difficilement atteinte par un sujet lymphatique, goutteux ou rhumatisant, et plus encore par un vieillard que par un adulte.

II

Formes cliniques.

A. Formes catarrhales.

a) *Laryngite catarrhale chronique simple. — Aspect laryngoscopique.* — Dans les cas récents et légers, l'examen laryngoscopique montre que les lésions sont peu accentuées. La muqueuse de l'épiglotte et celle de tout le vestibule laryngien, y compris la région interaryténoïdienne et les bandes ventriculaires, présente une rougeur un peu sombre, surtout accentuée au niveau de ces dernières. La membrane, légèrement tuméfiée, y présente un aspect chagriné plus ou moins accentué, et paraît plus humide qu'à l'état normal. L'épiglotte est assez souvent parcourue par des arborisations vasculaires, mais elle est moins rouge que les parties sous-jacentes, bien que son épaisseur soit le plus souvent augmentée à quelque degré. Les cordes vocales inférieures sont souvent sillonnées aussi de traînées vasculaires plus ou moins dilatées, parallèles à leur direction. Elles ont perdu leur couleur blanche et nacrée, sont devenues grisâtres, ont pris un aspect dépoli, humide, et paraissent relâchées ; mais bien souvent elles ne présentent un aspect rosé qu'au niveau de leurs bords libres, et surtout en arrière.

La cavité laryngienne renferme des mucosités d'abondance très variable. Au niveau des bandes ventriculaires, de l'entrée des ventricules de Morgagni, sur la face supérieure des cordes vocales et à la région interaryténoïdienne, le mucus est souvent disposé en petits amas globuleux, de couleur blanchâtre ou grisâtre, et parfois en traînées filantes. Mais dans le plus grand nombre de cas légers, les sécrétions s'observent presque exclusivement au niveau du bord libre des cordes vocales et elles y apparaissent sous forme de petits amas d'un blanc mat, ou de tractus de même couleur, passant quelquefois comme des ponts d'une corde à l'autre, au-dessus de la glotte.

Dans d'autres cas, les cordes vocales inférieures deviennent rosées ou même rouges, tantôt dans toute l'étendue de chacune d'elles, tantôt sur une étendue variable de l'une d'elles ou des deux. Tantôt cette rougeur siège sur une corde vocale sillonnée d'arborisations vasculaires, à apparence humide et brillante, et présente un ton plus vif et rutilant ; tantôt il s'agit d'une coloration sombre, mate, diffuse : en pareil cas, la tuméfaction des cordes vocales est ordinairement plus accentuée, ainsi que celle des autres parties du larynx, notamment des bandes ventriculaires. Mais les sécrétions peuvent ne pas être plus abondantes, et même être moins abondantes que dans les conditions précédentes, qui permettent, lorsqu'on fait exécuter au malade des efforts de phonation sous le contrôle du miroir laryngoscopique, de voir les sécrétions trembloter sous l'influence des vibrations des cordes. Lorsque les lésions, limitées aux cordes vocales inférieures rouges et également épaissies, n'ont pas amené de troubles de nutrition des muscles, la voix parlée et même la voix chantée peuvent être à peu près intégralement conservées. Mais dans un grand nombre de cas un peu anciens, il existe des parésies des muscles adducteurs, et plus souvent encore la tension vocale est insuffisante. Ces troubles moteurs contribuent pour une large part à l'altération de la voix, que nous étudierons plus loin avec la symptomatologie.

Enfin, dans les cas les plus intenses, toutes les altérations précédemment indiquées se présentent à leurs degrés les plus élevés dans toutes les parties du larynx. La rougeur diffuse peut persister depuis plusieurs années et semble aussi vive que dans la laryngite aiguë (Krieg); toutefois elle est, en général, plus sombre, plus violacée, l'injection est moins égale, et parfois même la présence d'arborisations vasculaires, veineuses, plus ou moins dilatées et comme variqueuses, donne au larynx un aspect que Morell Mackenzie a dénommé *phlébectasie laryngée*. Toutefois cette rougeur peut manquer, au moins dans certaines régions du larynx, et notamment au niveau des cordes vocales. Les sécrétions, plus ou moins abondantes, s'accumulent sous forme de perles, de tractus ou d'amas blanchâtres ou grisâtres sous les cordes vocales supérieures et surtout inférieures, à l'angle antérieur, et notamment à la partie postérieure, interaryténoïdienne, du vestibule.

Mais si la coloration et l'abondance des sécrétions sont variables, l'épaississement diffus de la muqueuse et son apparence relâchée et comme légèrement œdématiée ne font guère défaut dans ces cas intenses de laryngite catarrhale chronique. L'épiglotte peut être épaissie, déformée, procidente au point de rendre l'examen laryngoscopique très difficile. Les replis ary-épiglottiques eux-mêmes peuvent s'épaissir notablement. Suivant Lewin, cet épaississement s'observerait surtout chez les prédicateurs, qui abusent des effets sombrés et pathétiques de la voix parlée, hypothèse que je me borne à signaler en passant.

Les bandes ventriculaires sont une des régions du larynx qui se tuméfient le plus facilement et au plus haut degré dans ces cas graves. Elles peuvent s'élargir au point de recouvrir les cordes vocales inférieures, de les empêcher de vibrer et même de gêner leur rapprochement : parfois elles vibrent elles-mêmes à la place des vraies cordes sous-jacentes, constituant ainsi une fausse glotte au-dessus de la vraie. Dans certains cas, la tuméfaction peut être assez accentuée pour amener une légère dyspnée, ou du moins un léger bruit inspiratoire, sorte d'ébauche de cornage. Ces bandes ventriculaires tuméfiées ont parfois un aspect bosselé, comme lobulé, surtout appréciable au laryngoscope, lorsque le malade fait un effort de phonation. Ces saillies sont constituées par le relief d'amas glandulaires hyperplasiés. Ainsi qu'on l'a vu plus haut, l'état des cordes vocales inférieures n'est pas en rapport constant avec celui des autres régions du larynx : tantôt elles sont rouges et tuméfiées; tantôt grisâtres, flasques, relâchées. Quand le malade fait un essai de phonation, elles vibrent inégalement et ne produisent que des sons rauques et discontinus. Cette dysphonie est encore accrue par l'état de la muqueuse de la région interaryténoïdienne. A ce niveau, elle est le plus souvent rouge et tuméfiée; lors des mouvements d'adduction des cordes vocales, elle ne trouve plus à se placer sans faire deux ou trois plis qui, à l'examen laryngoscopique, paraissent diverger de bas en haut, en forme d'éventail (Krieg). L'adduction devient plus ou moins imparfaite et incomplète.

A ce degré, la laryngite catarrhale confine à la laryngite hypertrophique diffuse : les glandes sont hypertrophiées, l'épithélium de revêtement s'épaissit, le derme muqueux commence à s'infiltrer d'éléments conjonctifs de nouvelle formation. Elle ne mérite plus le nom de catarrhe que lorsque les phénomènes sécrétoires le justifient.

Symptômes. — La symptomatologie de la laryngite catarrhale chronique est extrêmement restreinte. Les symptômes généraux font complètement défaut. Localement, la douleur est le plus souvent nulle, ou bien elle est réduite à quelques sensations vagues d'irritation intra-laryngée, que le malade compare parfois à une piqûre quand il a parlé plus que d'ordinaire. Ces sensations ne deviennent que rarement assez intenses pour provoquer la toux, ou du moins pour déterminer des quintes dont se plaigne le malade. Si le malade tousse, il le doit dans la majorité des cas à la trachéite ou même à la bronchite chronique, qu'il n'est pas rare de voir accompagner l'affection laryngée de même nature. Quant à celle-ci, elle n'amène la toux que lorsque les mucosités s'accumulent dans le larynx, et elle cesse après leur expulsion.

Cependant, dans certains cas, sous l'influence de l'irritation causée par la fumée de tabac, l'ingestion d'une liqueur alcoolique, la pénétration d'un peu de salive dans le larynx, ou même sans cause appréciable, les malades ressentent parfois brusquement au niveau du larynx des chatouillements intenses qui amènent des quintes de toux très pénibles, prolongées, spasmodiques, avec cyanose de la face, larmoiements, et même accidents vertigineux. J'ai observé plusieurs fois des accidents de ce genre, qu'on pourrait dénommer *petits vertiges laryngés,* chez des hommes atteints de laryngite chronique, pendant le cours des poussées de laryngo-bronchite grippale subaiguës. Chez deux d'entre eux, en même temps diabétiques, les mêmes accidents revenaient ainsi depuis des années, de temps à autre, sous l'influence de la moindre irritation du larynx. Sokolowski a observé des faits analogues. Le vertige est ordinairement suivi de la cessation immédiate de la quinte; mais il est exceptionnel que le phénomène prenne les caractères du *vertige laryngé de Charcot* et qu'il y ait perte de connaissance.

L'expression symptomatique constante de la laryngite chronique est l'altération de la voix. Mais cette altération est extrêmement variable. Elle peut, chez des artistes, être à peu près nulle dans la voix parlée et assez accusée dans le chant pour leur rendre très difficile l'exercice de leur profession. Les troubles sécrétoires, c'est-à-dire la présence de mucosités dans le larynx, gênent les chanteurs en enlevant à la voix sa netteté et en les exposant à être arrêtés au milieu d'une phrase musicale par des *chats* ou *graillons*.

L'épaississement, la tuméfaction partielle ou non, le relâchement du bord libre des cordes peuvent être à peine perceptibles au laryngoscope et amener des troubles sérieux de la voix chantée, portant surtout sur le *timbre* de la voix. Les malades se plaignent que leur voix *se voile* presque aussitôt après qu'ils ont commencé à chanter. En même temps que leur voix se voile dans toute son étendue, ils ont perdu quelques notes aux extrémités de leur échelle vocale, le plus souvent dans l'aigu. Ils ont des *trous* dans la voix, soit dans le médium seulement ou dans l'aigu, ou aux passages, alors que rien de semblable ne leur arrivait auparavant. La *demi-teinte* est particulièrement altérée. Les sons filés ne peuvent plus être donnés sans *accrocs* ou *cracs* au milieu du son, surtout quand il passe du *piano* au *forte*. Certains sons, pendant leur émission, ne peuvent plus être maintenus à la hauteur voulue. En même temps, les sujets nerveux, surtout les femmes, se plaignent de ressentir au niveau du larynx ou de la trachée, et même plus bas derrière le sternum, des sensations douloureuses diverses : douleurs ou plus souvent picotements, parfois brûlure ou besoin de tousser.

Moure et Semon ont fait remarquer que ces troubles de la voix sont d'ordinaire plus accusés chez les femmes (en particulier chez les soprani et les chanteuses légères) et chez les ténors et surtout les ténors légers. Avec des lésions également marquées, ils sont bien moins prononcés chez les barytons et les basses. Si ces divers troubles de l'émission restent légers, l'artiste peut, dans une certaine mesure, y parer en employant « ce qu'en terme de chant on appelle vulgairement *des ficelles*, c'est-à-dire des artifices qui lui permettent encore de moduler certains morceaux, dont l'exécution est devenue cependant beaucoup plus difficile que lorsque le larynx était sain » (Moure); mais à un degré plus accentué, il est arrêté définitivement.

Les comédiens ou les orateurs qui parlent dans le médium peuvent accuser des symptômes analogues, chats, graillons, enrouements, après avoir parlé quelques instants, etc. Ou bien ces troubles ne surviennent qu'après une demi-heure, une heure. D'abord ils sont intermittents ou ne surviennent que dans certaines conditions (salle surchauffée et enfumée, plein air, bord de mer); mais ils deviennent rapidement permanents, sinon progressifs.

Chez les gens qui ne font guère usage de la parole que pour la conversation ordinaire, l'enrouement ne se produit, ou du moins ne commence à gêner le malade, que lorsque les lésions sont plus accentuées. Il est, d'abord, intermittent. Tantôt il ne se fait sentir que le matin et disparaît lorsque le malade a expulsé les sécrétions collectées au niveau de l'orifice laryngien, et que la muqueuse a perdu sa sécheresse ou repris sa souplesse et les muscles leur énergie. Tantôt, au contraire, il fait défaut au lever et pendant les heures suivantes, pour n'apparaître que lorsque le malade a fait un usage plus ou moins répété et prolongé de la voix. Beaucoup de sujets ne commencent à être enroués que dans la soirée, après avoir eu une voix à peu près normale pendant la journée. D'autres, enfin, ne sont enroués que s'ils ont parlé plus que de coutume, ou après avoir fumé. Mais il n'en est ainsi que dans les cas où la laryngite est légère. Si celle-ci devient plus accentuée, l'enrouement devient permanent et on le voit encore augmenter à certains moments, sans jamais disparaître. La dysphonie peut, d'ailleurs, présenter tous les degrés possibles, et varier depuis l'enrouement léger qu'on désigne sous le nom de voix « voilée » ou « couverte » jusqu'à la raucité la plus accentuée. L'aphonie complète est rare ; elle peut se montrer par intermittences, mais il est tout à fait exceptionnel qu'elle devienne permanente en dehors des poussées subaiguës.

La pathogénie de ces dysphonies de la laryngite catarrhale chronique est complexe. Aux lésions de la muqueuse des cordes vocales (tuméfaction, relâchement, etc.) vient se joindre, pour gêner les vibrations vocales, la parésie plus ou moins marquée du muscle sous-jacent. Indépendamment des thyro-aryténoïdiens, qui sont le plus ordinairement touchés, les muscles adducteurs sont atteints dans beaucoup de cas. Il est, d'ailleurs, le plus souvent difficile d'apprécier la part relative qui revient à ces différents facteurs dans les divers troubles de la phonation qu'on a l'occasion d'observer.

Marche et pronostic. — La marche de la laryngite catarrhale chronique simple est continue, avec exacerbations plus ou moins fréquentes survenant sous des influences diverses : rhumes, grippe, irritations variées, surmenage fonctionnel, etc. Chez les enfants, où, d'ailleurs, elle est rarement pure et le plus souvent associée à des hypertrophies de la muqueuse, elle guérit assez facilement quand les causes qui l'ont amenée cessent d'agir. Mais, chez l'adulte, elle n'a aucune tendance à la guérison spontanée. Cependant, on peut la voir s'améliorer quand le malade, grand fumeur, abandonne radicalement l'usage du tabac. Certains individus restent pendant des années, sinon indéfiniment, atteints d'un simple état catarrhal du larynx qui ne cesse jamais complètement, et présente, à intervalles variables, de courtes périodes d'aggravation pendant lesquelles la rougeur de la muqueuse augmente en même temps que les sécrétions, et dont les signes se réduisent, en temps ordinaire, à quelques varicosités de l'épiglotte et parfois aussi de la face supérieure des cordes, à une apparence terne et une coloration grisâtre de celle-ci et à la présence presque constante à leur surface de petits amas de mucus blanchâtre, d'abondance variable. Ces malades ne se plaignent que de ne pouvoir parler un peu longtemps à haute voix sans être plus ou moins enroués, et d'une tendance à « hemmer » qui, chez quelques-uns, devient un véritable *tic laryngien*, aussi fatigant pour eux que pour leur entourage.

Le pronostic n'est jamais grave que pour la voix. Le rétablissement complet de la fonction, dans les cas accentués, est très difficile à obtenir des traitements les mieux dirigés et les plus consciencieusement suivis. Dans les cas légers, il est rare qu'on obtienne des malades de se soumettre aux exigences d'une thérapeutique efficace, qui leur procurerait souvent la guérison de leur mal, à moins qu'on ait affaire à des professionnels de la voix parlée ou chantée. Mais ces derniers ont rarement la possibilité de se soigner assez longtemps, et les exigences de leur profession les oblige à s'exposer de nouveau à des fatigues de la voix qui rendent les récidives difficilement évitables.

Diagnostic. — Comme celui de toutes les affections du larynx, il n'est possible qu'à l'aide de l'examen laryngoscopique. Cette observation n'est qu'une simple banalité, et pourtant nous voyons tous les jours des malades qui nous arrivent avec le diagnostic de catarrhe laryngé chronique, qui depuis des mois boivent de l'eau sulfureuse ou s'en pulvérisent dans le fond de la gorge, et chez qui le laryngoscope nous fait reconnaître une paralysie laryngée, un polype, un cancer du larynx. Avec l'examen laryngoscopique on évite sûrement des erreurs aussi lourdes; mais on doit encore éviter de confondre un catarrhe chronique simple avec une laryngite syphilitique ou tuberculeuse. Chez les alcooliques, surtout, dont le larynx chroniquement enflammé est très souvent le siège d'une rougeur diffuse, on doit songer à la possibilité de ces erreurs.

En ce qui concerne la syphilis, on a surtout à compter avec un érythème syphilitique secondaire doublant une laryngite chronique antécédente, et il suffit d'y songer pour que la recherche d'autres signes de syphilis permette de la dépister si elle existe. Mais pour être en mesure d'exclure avec sûreté la tuberculose, quand le larynx présente un léger gonflement interaryténoïdien, il faut pratiquer une exploration très attentive des poumons, et il est souvent nécessaire de tenir le malade en observation pendant quelque temps.

b) *Laryngite sèche*. — Cette forme de laryngite chronique a été dénommée par quelques auteurs (Lublinski, Moure) laryngite atrophique, et il semble en effet que dans un certain nombre de cas on puisse observer un peu d'atrophie de certaines régions de la muqueuse du larynx. Mais dans beaucoup d'autres et certainement dans la majorité, elle s'accompagne d'une hypertrophie diffuse de la membrane, surtout des parties postérieures de la cavité du larynx. Je la décrirai cependant comme une forme de laryngite catarrhale chronique, parce que les caractères particuliers qu'elle affecte dépendent des troubles sécrétoires. Ce qui la distingue, en effet, du catarrhe simple aussi bien que des laryngites hypertrophiques, c'est la présence, à la surface du larynx, d'abondantes sécrétions muqueuses ou muco-purulentes, plus ou moins concrètes et adhérentes à la membrane sous-jacente.

L'*étiologie* de cette forme est un peu spéciale. Très rarement isolée, elle coïncide presque toujours avec une rhinite atrophique fétide soit en pleine évolution, soit au contraire très ancienne et relativement éteinte après atrophie marquée des cornets, ou encore avec un catarrhe chronique de l'amygdale pharyngée à forme sèche. Je la crois presque toujours consécutive à l'une ou l'autre de ces deux affections; et, quand l'examen du nez fait reconnaître que la première manque, on trouvera presque constamment l'amygdalite pharyngée lacunaire, si l'on prend la peine d'explorer la région par la rhinoscopie postérieure, et au besoin à l'aide du stylet naso-pharyngien à double courbure que j'ai fait construire à cet effet par Mathieu il y a quelques années.

Aspect laryngoscopique. — Dans les cas légers, la muqueuse du larynx est rouge, sèche, parfois comme chagrinée; les cordes vocales sont grises ou rosées, elles ont perdu leur aspect nacré et brillant, leur partie antérieure paraît parfois un peu épaissie, et il semblerait qu'au voisinage de l'angle antérieur elles sont comme soudées sur une étendue de quelques millimètres. Sur les cordes et dans divers points du vestibule peuvent se trouver quelques petites plaques d'une sécrétion gris verdâtre épaisse, et on voit le plus souvent une longue mucosité en forme de bande verdâtre foncée, filante, assez adhérente, placée à cheval sur l'espace interaryténoïdien. Cette bande de mucus peut être la seule sécrétion concrète qu'on observe dans le larynx. La tension des cordes vocales au moment des essais de phonation est presque toujours insuffisante. Lorsqu'on est arrivé, toujours assez difficilement, à enlever cette mucosité interaryténoïdienne avec un tampon de coton hydrophile monté sur un porte-topique laryngien, la muqueuse sous-jacente paraît épaissie, plissée, villeuse, et d'apparence pachydermique. Elle est souvent ensanglantée par le frottement du porte-ouate et on peut quelquefois y constater, rarement sur la partie postérieure des cordes, plus souvent à la région interaryténoïdienne, des érosions plates, dans le premier siège, et en forme de fissures plus ou moins profondes dans le second. Cet aspect peut s'observer souvent chez les adultes atteints de pharyngite rétro-nasale sèche, sans rhinite atrophique.

Dans les cas plus accentués, qu'on voit plutôt chez les personnes atteintes de rhinite atrophique ancienne, avec sécrétions nasales modérées et peu ou pas de fétidité, l'affection subit de temps à autre, sous l'influence d'une poussée de laryngite subaiguë ou sans raison bien saisissable, une aggravation plus ou moins marquée, qui se manifeste par une augmentation des sécrétions avec persistance de leur rétention dans le larynx. On les voit, sur les cordes vocales inférieures, dont elles occupent surtout la moitié antérieure au niveau des bords libres, sous forme de petites masses dures, adhérentes, presque noirâtres, dont les saillies donnent aux lèvres glottiques une apparence dentelée. Les sécrétions sont ordinairement moins concrètes au niveau de la région interaryténoïdienne, où l'on en voit souvent, comme je l'ai dit tout à l'heure, une couche étroite qui chevauche le bord postérieur du larynx, ainsi qu'au niveau des cordes supérieures et des faces internes des replis ary-épiglottiques. Au moment de ces poussées, on trouve toujours aussi des sécrétions concrètes sous la glotte. Elles s'y montrent, comme sur la partie antérieure des cordes vocales, sous forme de concrétions sèches, de croûtes cohérentes, à surface rugueuse et inégale, à apparence le plus souvent mate, de teinte d'autant plus foncée qu'elles sont plus sèches et plus épaisses.

Chez les jeunes sujets atteints de rhinite atrophique fétide avec sécrétions abondantes, le larynx est très souvent touché, au moins par périodes; mais les sécrétions laryngées sont d'ordinaire moins sèches que dans le cas précédent. Elles peuvent tapisser la plus grande partie du vestibule laryngien, de la région sous-glottique et même de la trachée (Luc, Baginski) sous forme de plaques d'épaisseur variable, verdâtres et jaunâtres plus ou moins foncées, empiétant toujours plus ou moins les unes sur les autres et plus ou moins imbriquées.

Symptômes et marche. Pronostic. — L'enrouement ne fait presque jamais défaut. Il peut être intermittent et accentué le matin, diminuer après que quelques secousses de toux ont chassé la plupart des concrétions laryngiennes; ou constant, surtout lorsque la laryngite est associée à des parésies musculaires périglottiques. Il ne varie pas seulement dans une même journée, mais aussi par périodes. Le même sujet peut aussi présenter tantôt seulement un léger voile sur la voix et tantôt une *aphonie* complète. En effet, l'abondance des sécrétions, ainsi que je le disais plus haut, est sujette, chez certains malades, à des variations très notables. Elles peuvent, à certaines époques, disparaître presque entièrement : l'enrouement cesse alors plus ou moins complètement, suivant l'état du larynx, qui reste toujours chroniquement enflammé. Lorsqu'au bout d'un temps plus ou moins long elles redeviennent plus abondantes, la dysphonie augmente avec elles : les aggravations peuvent ne se produire qu'à très longs intervalles, quelquefois un an et plus.

Lorsqu'elles se produisent avec une poussée de laryngite subaiguë, ce qui est fréquent, la dysphonie s'accompagne ordinairement d'une *toux rauque* et quinteuse, fatigante, douloureuse même, et manifestement causée par l'irritation de la muqueuse laryngée par les concrétions qui la tapissent. Cette toux peut être le seul symptôme associé à la dysphonie pendant ces périodes d'exacerbation de l'affection laryngée. Parfois, cependant, si les sécrétions augmentent progressivement et s'accumulent au-dessous de la glotte, la respiration s'embarrasse, elle devient pénible surtout la nuit, et le sommeil peut être interrompu pendant plusieurs nuits successives, par un ou plusieurs accès de *suffocation avec spasme glottique,* accès quelquefois assez violents pour inquiéter sérieusement le sujet et son entourage. C'est surtout chez des jeunes filles et des femmes d'âge moyen, plus ou moins nerveuses, qu'on observe ces accidents.

La toux quinteuse donne lieu de temps à autre à l'expulsion de concrétions dures, parfois suivie de quelques expectorations striées de sang. Il est plus rare, mais non très exceptionnel, de voir la poussée subaiguë ou aiguë de laryngite sèche s'accompagner d'hémorragie laryngée plus sérieuse ou pour mieux dire de voir la laryngite sèche se compliquer d'une poussée de *laryngite hémorragique.* En pareil cas, les symptômes ne diffèrent de ceux de la laryngite ordinaire que par l'adjonction, au tableau clinique de cette dernière, des traits relevant de l'hémorragie laryngée. Celle-ci se fait par poussées successives, et, le plus souvent, elle n'apparaît que lorsque la poussée de laryngite aiguë est déjà en pleine évolution : elle apparaît à la suite d'un accès de toux, et son abondance est en général médiocre. Puis le malade crache de temps à autre, pendant quelques heures, des caillots dont la présence dans le larynx éteint la voix plus ou moins complètement; et au bout d'un temps variable, un nouvel accès de toux se termine encore par l'expulsion d'une certaine quantité de sang fluide.

L'examen laryngoscopique, pratiqué dans l'intervalle des hémoptysies, fait reconnaître les signes d'un catarrhe très intense, et permet de constater que les croûtes qui ont persisté à la surface de la muqueuse sont imprégnées de sang et difficiles à distinguer sur les cordes vocales et les bandes ventriculaires, de caillots très noirs, adhérents, nombreux et abondants, qui les remplacent ou les accompagnent au niveau de l'angle antérieur et des bords libres des cordes vocales. Ces concrétions peuvent exister aussi sous la glotte et sur les parois trachéales, et donner lieu à des accidents dyspnéiques en général légers. En même temps que des caillots sur certaines régions du larynx, on peut parfois constater en d'autres points des ecchymoses sous-muqueuses plus ou moins étendues.

Les hémorragies cessent de reparaître, en général, au bout de quelques jours, et l'amélioration survient rapidement. Ces poussées hémorragiques, dans le cours de la laryngite sèche, se reproduisent parfois à plusieurs reprises chez les mêmes sujets. Je les ai observées, tous les mois, pendant une année entière, chez une femme de trente-deux ans, atteinte de rhinite atrophique avec laryngite sèche plutôt légère, qui avait subi l'ovariotomie double pour annexite suppurée bilatérale. On les a vues, dans le cours de la grossesse chez des femmes qui n'en avaient jamais eu auparavant. Mais leur pathogénie, en général, est obscure, et l'on n'explique rien en invoquant des poussées congestives associées à une fragilité particulière des vaisseaux laryngiens ; car on peut en dire autant de toutes les hémorragies spontanées des muqueuses. Je crois que dans le larynx aussi bien que dans les fosses nasales, le rôle de la lésion locale, dans la production des hémorragies, n'est pas négligeable. La poussée congestive est évidemment une condition nécessaire à l'écoulement d'une quantité de sang un peu considérable, mais elle ne suffirait sans doute pas à la déterminer s'il n'existait en même temps des érosions de la muqueuse. A leur niveau, à la suite des quintes de toux, il se produit d'abord, dans divers points, des hémorragies insignifiantes; l'oblitération des petits vaisseaux se fait mal, par le mécanisme des thrombus rouges, et la région se trouve toute prête à donner passage à l'hémoptysie, quand la tension sanguine devient suffisante. On sait, d'ailleurs, que chez certains ozéneux, les épitaxis ne sont pas rares, et qu'elles peuvent être très abondantes. J'ai donné des soins, il y a quelques années, à une demoiselle atteinte d'ozène, peu fétide, avec laryngite sèche, près de laquelle j'ai été appelé à plusieurs reprises, dans l'espace de trois ans, pour des épistaxis graves, des accidents de suffocation liés à la laryngite sèche, et, enfin, pour des laryngites hémorragiques. Cette personne s'est mariée vers la trentaine, à un moment où, sous l'influence de soins très prolongés, les sécrétions nasales avaient perdu toute odeur et avaient beaucoup diminué. Je l'ai revue, après une grossesse arrivée à terme sans accidents, et pendant le cours de laquelle son état n'avait cessé de s'améliorer. Ce fait d'amélioration d'une laryngite sèche pendant la grossesse n'est pas isolé : Botey a signalé plusieurs cas de ce genre. Malheureusement, ces améliorations ne sont le plus souvent que temporaires.

La laryngite sèche, en effet, est une des plus rebelles de toutes les formes de laryngite chronique. L'amélioration coïncide, en général, avec celle de l'affection nasale ou pharyngée dont elle dépend; et, en cas de guérison, par discission et curetage, du catarrhe sec naso-pharyngien qui lui a donné naissance, cette amélioration peut être durable. Mais dans la grande majorité des cas l'affection récidive au bout d'un temps variable après la cessation du traitement dirigé contre elle et oblige le malade à des soins prolongés pendant des années.

Diagnostic. — Les signes laryngoscopiques de la laryngite sèche lui donnent une physionomie tellement caractéristique, qu'après en avoir vu un certain nombre de cas, il n'est plus possible de les confondre avec aucune autre affection laryngée. Les débutants prennent parfois les sécrétions adhérentes pour des ulcérations à fond grisâtre ou verdâtre qu'ils sont tentés, au premier abord, d'attribuer à la tuberculose, ou encore à la syphilis. L'ablation des sécrétions par un badigeonnage, et l'examen du nez et du pharynx nasal au besoin, permettrait de lever tous les doutes s'il y avait lieu à quelque hésitation.

Les complications de la laryngite sèche peuvent s'entourer plus aisément de difficultés de diagnostic. C'est ainsi qu'au moment des périodes d'exacerbation donnant lieu à des accidents dyspnéiques, il est indispensable que le médecin ait une certaine expérience de l'affection causale pour déterminer exactement la nature des accidents et ne pas les attribuer à la diphtérie laryngée. En général, lorsque ces accidents se sont déjà produits antérieurement et qu'ils récidivent, le malade ne se méprend pas sur leurs causes : le plus souvent même, s'il a été bien conseillé, il les arrête dès leur début, au moyen des inhalations continues de vapeurs d'eau qui, lorsqu'elles sont convenablement faites et prolongées, ramollissent les concrétions, les détachent, et amènent une rapide et sérieuse amélioration. Mais lors d'une première atteinte, le malade et son entourage s'inquiètent, et souvent le médecin est appelé en pleine nuit. Bien que les symptômes généraux fassent défaut, à moins que l'inquiétude et l'agitation ne déterminent un peu de chaleur et une légère accélération du pouls, les troubles respiratoires, et encore l'expulsion possible d'une couche exsudative verdâtre, très visqueuse, à caractères incertains, peuvent faire craindre le croup. Les observateurs les plus sagaces, s'ils sont étrangers à la rhino-laryngologie, peuvent s'y tromper, surtout si l'odeur ozéneuse fait défaut, ce qui n'est pas rare. J'ai cité des erreurs de ce genre, à propos du diagnostic du croup, dans l'article « Diphtérie » que j'ai écrit pour le *Traité de médecine* Charcot-Bouchard-Brissaud, et depuis lors, j'en ai observé un nouvel exemple. C'est l'examen du larynx, complété par celui du nez et du pharynx au besoin, qui permet de les éviter sûrement sans attendre, car s'il n'y a pas d'ozène trachéal fétide le rendant inutile, l'aspect rugueux, inégal, sec et noirâtre des concrétions de la région sous-glottique antérieure est entièrement différent de celui des fausses membranes fibrineuses.

Le diagnostic des poussées à forme hémorragique avec l'hémoptysie vraie peut présenter des difficultés d'autant plus sérieuses que la laryngite hémorragique a été observée chez des sujets atteints de tuberculose pulmonaire. L'examen laryngoscopique ne suffit pas toujours à l'établir avec certitude. Il faut souvent encore, pour se rendre compte du point de départ de l'hémorragie, débarrasser le larynx des caillots qui le tapissent à l'aide de pulvérisations répétées, ou de badigeonnages directs, avec tampons de coton hydrophile imbibés d'eau tiède, après anesthésie cocaïnique. Encore ne doit-on pas oublier que le sang peut venir à la fois du larynx et de la trachée (laryngo-trachéite hémorragique).

B. Formes hypertrophiques.

L'histologie, nous l'avons vu, ne permet pas de différencier les polypes du larynx des laryngites hypertrophiques, surtout circonscrites. En est-il de même au point de vue clinique? C'est une question à laquelle une réponse ferme est bien difficile à formuler. En tout cas, cette différenciation est souvent malaisée, car on voit les auteurs classer tantôt parmi les laryngites pachydermiques, tantôt parmi les polypes fibreux ou papillaires, les nodules vocaux, l'éversion ventriculaire, les pachydermies verruqueuses (*verruca dura*, etc.).

Je crois cependant qu'on peut tenter de ranger en un groupe distinct, sous le nom de laryngites hypertrophiques, les lésions pachydermiques à sièges ou à points de départ à peu près constants, ayant tendance à s'étendre soit à une grande partie, soit à une région déterminée du larynx, en se reliant insensiblement aux parties saines. On classera au contraire dans le groupe des polypes les productions à sièges variables ou multiples, soit pédiculées, soit sessiles, mais ayant tendance à s'accroître par augmentation de leur volume propre, plutôt que par envahissement du larynx en surface, et dont les lésions sont nettement limitées par la muqueuse plus ou moins saine.

On peut reprocher à cette classification de laisser douteuse la question de savoir si les « nodules des chanteurs » ou si le papillome diffus doivent être classés parmi les polypes fibreux ou papillaires, ou parmi les laryngytes hypertrophiques. Ce qui montre encore qu'elle n'est pas parfaite, c'est qu'elle nous oblige à décrire avec les laryngites hypertrophiques, dans notre étude clinique, les lésions telles que l'éversion ventriculaire et certains papillomes cornés, que dans notre étude anatomo-pathologique nous avons décrites avec les polypes. Mais, comme toutes les classifications, elle ne saurait être que provisoire, et elle n'a pas d'autres prétentions que celle de faciliter l'étude des affections laryngées de nature ou d'origine inflammatoire.

Si nous avons dû, dans la première partie de notre travail, faire une place importante à l'étude des lésions anatomiques et de l'étiologie des polypes laryngés pour montrer que l'étude de ces productions n'est qu'un chapitre de celle des inflammations chroniques de la muqueuse du larynx, nous ne pensons pas devoir en faire l'étude clinique et thérapeutique dans cette seconde partie; ce serait, croyons-nous, sortir du cadre que nous impose le titre de notre rapport.

Nous ne distinguerons donc que deux classes de laryngites chroniques hypertrophiques : les laryngites diffuses et les laryngites circonscrites. Parmi les dernières, nous étudierons séparément les laryngites à début antérieur, préapophysaires, qui se localisent assez nettement dans la région antérieure du larynx; la laryngite interaryténoïdienne, qui débute au niveau de l'apophyse vocale et en arrière de celle-ci, et se cantonne le plus souvent dans la partie postérieure; et enfin les laryngites hypertrophiques localisées ne trouvant pas leur place dans les catégories précédentes, telles que l'éversion ventriculaire et la chordite papillaire cornée.

Doit-on réserver une place, parmi les laryngites chroniques non spécifiques, à la lésion décrite par Gerhardt, en 1873, sous la dénomination assez impropre de *chorditis vocalis inferior hypertrophica,* et par Burow, Catti, Schroetter, Ziemssen et d'autres sous le nom de *laryngite chronique hypertrophique sous-glottique?* Je ne le pense pas. Il semble aujourd'hui assez bien établi que cette affection n'est pas autonome et doit être rattachée tantôt au rhinosclérome, tantôt à la syphilis. J'en ai observé quelques cas, tous chez des syphilitiques avérés, chez lesquels l'infection remontait à dix ans au moins et vingt-deux ans au plus. Une seule fois, le traitement antisyphilitique intensif a amené une amélioration progressive et rapide, et la trachéotomie a pu être évitée. Mais j'ai perdu de vue le malade trop tôt pour pouvoir assurer qu'il ait guéri complètement. Des autres malades, les uns habitent la province; je ne les ai vus qu'une ou deux fois, mais j'ai su que le traitement spécifique n'avait pas amélioré leur état; et ceux dont j'ai eu des nouvelles ont dû être trachéotomisés. Une autre malade a été longtemps soignée à Paris par le Dr André Planteau, et j'ai pu la suivre pendant plusieurs années. Elle a vécu trois ans avec une canule dans la trachée, après avoir été opérée d'urgence à l'hôpital de la Charité, par le Dr Paul Segond, qui a publié, dans la *France médicale*, la première partie de son observation. Elle a succombé à une broncho-pneumonie, à son domicile, et l'autopsie n'a pu être faite. Tous ces cas me paraissent constituer une forme non de laryngite chronique, mais de rétrécissement syphilitique du larynx sous-glottique consécutif à un syphilome diffus à évolution silencieuse. Chez la malade que j'ai pu suivre jusqu'à la fin de sa vie, le larynx, seulement rétréci au moment de mon premier examen, était à peu près complètement oblitéré, au moment de la mort, depuis plusieurs mois. La respiration se faisait uniquement par la canule. A l'examen laryngoscopique, le vestibule du larynx paraissait sain et les cordes vocales étaient d'apparence et de coloration normales. Mais au moment des essais de phonation, elles ne se rapprochaient que de quelques millimètres. Pendant la respiration, on voyait, sous la glotte, trois bourrelets présentant la coloration normale de la muqueuse sous-glottique : deux latéraux, convexes de dehors en dedans et arrivant au contact sur la ligne médiane; un postérieur, beaucoup plus petit, répondant au chaton du cricoïde à convexité antérieure et comblant l'écartement des deux autres. La canule était invisible dans le miroir. Or, quand la malade venait d'être trachéotomisée, environ trois ans plus tôt (trachéotomie supérieure, sous-cricoïdienne), à la suite d'accès de suffocation spasmodiques subintrants, on voyait les mêmes bourrelets sous-glottiques pendant la respiration, mais ils étaient assez peu accentués pour qu'on pût voir la canule dans la trachée avec une bonne lumière. L'affection a suivi, dans ce cas, une marche continue et graduellement progressive.

Krieg, dans son article «Inflammation de la muqueuse du larynx et de la trachée», de *l'Encyclopédie laryngologique* de P. Heymann, rattache les formes graves de la laryngite hypoglottique chronique au rhinosclérome, à la syphilis et même à la tuberculose. Mais il dit qu'il est très fréquent de trouver une laryngite sous-glottique chronique simple très légère chez les adultes et chez les enfants. Il ajoute que, chez ces derniers, la laryngite sous-glottique aiguë (laryngite striduleuse) au lieu de se terminer comme d'ordinaire par la résolution complète et de ne laisser aucune trace visible au laryngoscope, peut souvent ne se résoudre qu'incomplètement et laisser persister après elle un certain degré de tuméfaction sous-glottique pouvant s'aggraver de nouveau à certains moments, de sorte que « nombre de soi-disant récidives de laryngite striduleuse devraient plutôt être considérées comme des exacerbations d'une laryngite hypoglottique chronique ».

Chez ces enfants, la toux conserverait, même pendant les périodes de bonne santé, le caractère aboyant et rauque qu'elle a dans le faux croup.

a) *Laryngites hypertrophiques diffuses.* — 1° *Forme tardive :* Sous cette dénomination, que j'adopte à défaut d'une autre et sans qu'elle me paraisse d'ailleurs bien satisfaisante, j'entends parler des cas qui répondent à la description que j'ai donnée plus haut de la laryngite catarrhale chronique accentuée et ancienne dans laquelle la tuméfaction permanente et diffuse de la muqueuse a fini par s'accentuer au point de prendre le pas sur les troubles sécrétoires. Cette forme me semble devoir être signalée, bien qu'elle soit rare, mais elle ne mérite évidemment pas de description spéciale.

2° *Forme pachydermique :* Dans un certain nombre de cas, la transformation dermo-papillaire de la muqueuse laryngée peut se montrer simultanément sur la plus grande partie de l'étendue du larynx et envahir en peu de temps la muqueuse tout entière. Cliniquement, cette forme diffère bien peu de la précédente, et il est bien vraisemblable qu'anatomiquement elle n'en diffère que parce que les lésions épithéliales et les hypertrophies ou néoformations papillaires sont plus accentuées que dans la précédente, dans laquelle au contraire l'épaississement se produit surtout au niveau du chorion muqueux. Mais, chez quelques sujets, le larynx prend un aspect très différent ; l'épaississement de la muqueuse est très léger, et paraît même, à l'examen laryngoscopique, faire complètement défaut. Par contre, toute la cavité du larynx présente une coloration jaune pâle, brillante en certains points, mate dans d'autres et une apparence de sécheresse sans traces de mucosités; on dirait que le larynx est tapissé par une membrane en tout semblable à la peau.

Dans certains cas, que je considère comme très rares, car je n'en ai rencontré qu'un très petit nombre et à longs intervalles, et n'ai pas trouvé dans les auteurs de descriptions s'appliquant d'une façon entièrement satisfaisante aux faits qui se sont présentés à mon observation, le vestibule du larynx, les bords libres des ligaments aryépiglottiques et la région aryténoïdienne prennent un aspect blanc bleuté, opalin, brillant et seulement un peu moins nacré que les cordes vocales normales. Il paraît comme craquelé. La muqueuse lisse ne paraît pas épaissie, mais elle semble un peu rigide et a de la peine à se plisser dans la région interaryténoïdienne. La lésion ressemble absolument à la forme diffuse de la leucoplasie linguale récente ou aux plaques laiteuses dites « des fumeurs » de la face interne des joues, voisines des commissures labiales.

Comme j'ai observé deux fois la coïncidence des lésions de la langue et du larynx, je crois que l'on peut appeler cette lésion curieuse du larynx *leucoplasie laryngée*. Mais j'ai soigné aussi une femme de quarante-sept ans chez laquelle les lésions n'existaient qu'au niveau du larynx. Chez un de ces malades au moins, la syphilis était en cause : cet homme, âgé de quarante-quatre ans, syphilitique depuis une dizaine d'années et dont j'ai signalé le cas en 1892 dans l'article « Leucoplasie buccale » du *Traité de médecine* Charcot-Bouchard, avait montré sa langue à un médecin très expérimenté de l'hopital Saint-Louis, qui avait diagnostiqué une leucoplasie linguale, et avait insisté, devant ses élèves, sur les mauvais effets du traitement antisyphilitique dans beaucoup de cas de ce genre. Aussi, quand il vint me consulter plus tard, pour une ulcération gommeuse du pharynx, ne voulait-il pas tout d'abord prendre de mercure ou d'iodure et ne céda-t-il qu'à mes très pressantes instances. Or, au bout de quinze jours de traitement, toutes les lésions avaient disparu; non seulement le pharynx était cicatrisé, mais la langue et le larynx avaient repris leur coloration et leur aspect à peu près normaux. Un second malade, d'environ cinquante ans, alcoolique, qui niait tout antécédent syphilitique, avait le larynx à peu près semblable à celui du premier, quoique la langue fût plus malade (forme squameuse). Malheureusement je l'ai perdu de vue très rapidement. Quant à la femme dont j'ai parlé plus haut, et chez laquelle la syphilis n'était pas certaine, mais douteuse, je n'ai pu lui faire prendre d'iodure de potassium ni de mercure d'une façon suivie. Elle avait peur du mercure, et l'iodure était très mal supporté. J'ai pansé ou fait panser longtemps son larynx au naphtol sulforiciné, deux fois par semaine, à l'ancienne Clinique laryngologique de l'Institution nationale des Sourds-Muets que je dirigeais alors, sans obtenir de résultat appréciable. La voix était dure et enrouée. La malade se plaignait surtout d'une sensation de sécheresse au niveau du larynx. De temps à autre, il se produisait une desquamation partielle, avec reproduction consécutive très rapide de l'apparence laiteuse. S'agit-il toujours, dans les cas de ce genre, de lésions syphilitiques ou para-syphilitiques ; ou bien parfois de lésions pachydermiques simples ? Je ne me sens pas en mesure de ré ondre à cette question.

Symptômes, marche, pronostic et diagnostic des laryngites hypertrophiques diffuses. — La symptomatologie, la marche et le pronostic de la première forme, et aussi de la forme pachydermique, ne présentent rien de spécial. Le diagnostic de la forme pachydermique généralisée avec la tuberculose à forme scléreuse peut, dans certains cas, présenter des difficultés insurmontables. A défaut de renseignements fournis par l'exploration des poumons, l'examen histologique d'un fragment de la muqueuse hyperplasiée et l'inoculation au cobaye d'un autre fragment broyé dans l'eau stérilisée peuvent seuls faire reconnaître la tuberculose.

b) *Laryngites hypertrophiques circonscrites.* — 1° *Laryngites hypertrophiques circonscrites antérieures.*

α *Laryngite nodulaire.* — Je réserverai ce nom aux cas où les nodules inflammatoires (Schnitzler) dits « nodules des chanteurs » (Stoerk) constituent la seule lésion hypertrophique appréciable dans le larynx, qui n'est atteint, en dehors d'eux, que d'un catarrhe diffus plus ou moins léger.

Signes laryngoscopiques. — Cette affection est donc caractérisée par la présence, au niveau du bord libre des cordes vocales, et à l'union du tiers antérieur du tiers moyen de leur longueur, de deux petits nodules, de dimensions variant de celles d'une petite tête d'épingle à celles d'un grain de millet ou même un peu plus. Ces nodules ont parfois la coloration un peu grisâtre des cordes vocales légèrement dépolies, et plus souvent une couleur blanchâtre et mate, ou plus ou moins rosée, qui tranche sur celle des rubans vocaux. Ils ne sont jamais pédiculés. Ils ont, dans le miroir, pendant la respiration, la forme d'un petit triangle à peu près équilatéral, soudé au bord de la corde vocale par un de ses côtés, et dont les deux autres côtés, légèrement curvilignes, se rejoignent en dedans de ce bord, au-dessus de la glotte, ce qui leur donne une apparence toujours plus ou moins acuminée. Assez souvent, l'un des nodules est plus volumineux que l'autre. Il peut alors être plus rouge, ou sillonné à sa base par un lacis vasculaire apparent. Parfois il n'existe qu'un seul nodule. Mais lorsqu'il y en a un de chaque côté, ils se font toujours face symétriquement. Au moment des essais de phonation ils se juxtaposent par leurs sommets et s'opposent au rapprochement complet des cordes vocales, en divisant, à proprement parler, la fente glottique en deux segments inégaux. Parfois, lorsqu'il n'y a qu'un seul nodule, on peut le voir déterminer une petite dépression de la corde vocale saine opposée. Lorsqu'il y a deux nodules inégaux, c'est le plus gros qui a le sommet le moins acuminé, peut-être en raison de la pression du plus petit pendant la phonation.

Pour qu'il y ait un léger catarrhe concomitant, ce qui est très fréquent, quoi qu'en ait dit Garel, et que les cordes vocales présentent à leur surface le moindre petit amas de mucus écumeux, on voit, pendant l'émission d'un son un peu prolongé, le mucus se collecter en une ou deux petites pelotes d'un blanc laiteux qui viennent se loger précisément sur les nodules.

Symptômes et diagnostic. — Lorsque les nodules sont très petits, la voix parlée est en général bonne, ou à peine voilée. La voix chantée seule est atteinte et les chanteurs seuls se plaignent. « Chez ces derniers, » dit Garel, « de l'avis unanime, les soprani et les ténors sont les plus éprouvés. Comme l'a dit Wagnier, la gêne vocale est au minimum dans les tons bas; au contraire, l'émission des tons élevés est impossible dans le registre de poitrine et n'est possible qu'en fausset. Mais, en outre, le fausset devient limité dans son échelle supérieure; de plus en plus altéré, il perd sa pureté et sa finesse. Les sons sont encore émis dans les *forte*, mais toute nuance devient impossible. » « Les altérations de la voix sont surtout, » dit Moure, « faciles à apprécier, chez les chanteurs, au moment où ils veulent employer la demi-teinte ou chanter sur les notes dites du passage de la voix. » La plupart des artistes chez qui j'ai constaté des nodules vocaux sans catarrhe concomitant appréciable se plaignaient d'avoir été gênés d'abord dans leur médium, et principalement dans sa partie moyenne, avant de perdre les notes les plus élevées de leur aigu; le fait a été observé par Castex.

Dans certains cas, surtout quand les nodules sont de volume suffisant et que le catarrhe concomitant est à son minimum ou fait défaut, on observe un trouble tout particu lier de la voix chantée, la diphonie (Schnitzler, Wagnier), qui consiste dans l'émission simultanée de deux sons différents: il semble que l'artiste chante avec deux glottes, l'antérieure donnant une note plus élevée et plus faible, la postérieure une note plus basse et plus forte. Il peut arriver que les deux sons produits ne correspondent pas à un intervalle musical, mais plus souvent ils forment un accord parfait, à la tierce (Schnitzler), à la quinte (Wagnier) ou même à l'octave (Moure); et la double note apparaît toujours au même point de la gamme pour le même registre. On peut chercher à expliquer ces différences par les différences de longueur des parties vibrantes, en avant et en arrière des nodules, différences qui peuvent varier suivant le mode individuel d'accommodation vocale du larynx. Mais leur mécanisme est bien loin d'être connu d'une façon quelque peu précise. Plus souvent que la diphonie, on observe le phénomène connu sous le nom de *coulage* de la voix : « l'air fuit entre les cordes..., la note s'accompagne alors d'un petit sifflement. » (Castex.)

Quand les nodules sont un peu volumineux, lorsque le catarrhe concomitant est un peu plus accusé et que les parésies musculaires s'accentuent, le chant devient impossible, et la voix parlée est elle-même très enrouée.

Le diagnostic s'impose. Il importe seulement de ne point diagnostiquer des nodules qui n'existent pas, lorsqu'on voit de petites masses blanches de mucus amassées pendant la phonation au lieu d'élection des nodules. Pour peu qu'il y ait en ce point quelque saillie de la muqueuse, ce qui est fréquent dans le catarrhe subaigu, l'erreur serait possible si l'on n'était prévenu.

Étiologie et pathogénie. Marche et pronostic. — Chez les adultes, l'influence du sexe est énorme (Ruault, Poyet, Garel, Moure, etc.). J'ai trouvé dans mes observations environ 80 o/o de femmes et Poyet 95 o/o. Il est vrai que ces statistiques ne comprennent pas que des laryngites nodulaires et qu'un très grand nombre des malades, surtout parmi les institutrices et les maîtresses de musique, ont des nodules compliqués de laryngite granuleuse, forme qui sera décrite plus loin.

C'est aussi cette dernière forme qui s'observe presque toujours et fréquemment chez les enfants, bien avant la période de la mue, à l'exclusion de la laryngite nodulaire typique qui est beaucoup plus rare avant dix-sept ou dix-huit ans.

Chez les enfants, l'influence du sexe m'a paru à peu près nulle.

L'influence de la profession ou des occupations est très importante : la grande majorité des malades sont des chanteuses ou des chanteurs, tantôt et surtout des professionnels, assez souvent de simples amateurs. Mais l'affection peut aussi bien résulter des fatigues de la voix parlée que de celles de la voix chantée, et si elle est plus souvent observée chez les chanteurs, il n'est pas douteux que c'est parce que la voix chantée est plus fragile que la voix parlée.

D'après Poyet, parmi les chanteuses le plus souvent atteintes sont celles qui ont une voix de mezzo et qui se fatiguent à chanter des partitions de soprano; parmi les chanteurs, les barytons qui essaient de chanter les ténors (Poyet). Moure a vu surtout, chez l'homme, l'affection chez les ténors légers. Je crois qu'on peut affirmer qu'en général, le déclassement de la voix du grave à l'aigu prédispose à l'affection. Mais les efforts de la voix parlée, même dans sa tessiture naturelle, peuvent aussi la déterminer, et ce serait là, d'après Moure, la cause de sa fréquence chez les institutrices qui, ayant un faible larynx, crient en voix de poitrine pour se mieux faire entendre de leur auditoire et forcer son attention. Malmenage vocal, surmenage vocal : nous retrouvons ici les mêmes causes que pour les autres formes de laryngites professionnelles des chanteurs et des orateurs, ou plutôt la même cause, la fatigue fonctionnelle. Et j'ajouterai que, dans la grande majorité des cas, les fâcheuses conséquences de cette fatigue sont facilitées par l'existence de lésions nasales et pharyngiennes.

Mais la fatigue n'amène pas d'emblée l'apparition de nodules vocaux. Elle amène la congestion, passagère d'abord, puis habituelle, le catarrhe s'installe et récidive de plus en plus souvent, pour devenir chronique. Les nodules apparaissent alors. Ou bien, l'artiste ou l'orateur ayant souffert d'une laryngite accidentelle, grippale ou autre, et ayant chanté sur son rhume, les nodules apparaissent. Dès lors, si peu développés qu'ils soient encore, ils ne disparaîtront pas si le repos n'est pas imposé au larynx malade, et pourront persister et s'accroître, même si le catarrhe diffus disparaît.

Le pronostic est en général sérieux au point de vue vocal, quand l'affection est abandonnée à elle-même, et nous verrons plus tard que le traitement le mieux dirigé n'en a pas toujours raison, surtout quand le larynx est fatigué et qu'indépendamment des nodules, il présente des signes de catarrhe chronique diffus. Il importe d'ailleurs de remarquer qu'il est loin d'être rare de rencontrer des chanteurs qui font un excellent usage de leur voix malgré la présence de nodules sur leurs cordes vocales.

Pourquoi les nodules se développent-ils toujours à un même point des cordes vocales? Cela tiendrait, d'après Wagnier, à ce que « dans la laryngite le rapprochement des cordes vocales étant gêné par le gonflement de la région aryténoïdienne, les muscles adducteurs se contractent avec énergie et amènent en contact la partie antérieure des bords de la fente vocale ». Le lieu d'élection du nodule correspondrait au point où la vibration est entravée par le contact des bords des rubans vocaux à la partie antérieure. Hodgkinson, cité par Garel, incrimine le gonflement des bords libres de la glotte interligamenteuse, qui deviennent convexes, et arrivent au contact pendant la phonation aux points où les vibrations sont le plus étendues. Les nodules seraient le résultat du frottement de ces points. Moure fait remarquer que le lieu d'élection des nodules est celui qui correspond à la fermeture antérieure de l'orifice glottique au moment du passage de la voix de poitrine à la voix de tête; il invoque aussi les frottements répétés, dont il voit une preuve dans l'accumulation, à ce niveau, des amas de mucus dont j'ai parlé antérieurement. Garel, de son côté, croit que ces amas de mucus s'amassent en ce point pendant la phonation parce qu'il représente, non un *ventre*, mais un *nœud* vibratoire, et incrimine l'irritation constante déterminée par l'accumulation du mucus ou du muco-pus. La question, comme on voit, semble loin d'être élucidée.

β *Laryngite granuleuse :* Mandl, Krishaber et Peter, Massei, B. Fraenkel et d'autres ont décrit sous le nom de laryngite granuleuse ou glanduleuse une affection caractérisée par la présence de petites nodosités arrondies dans divers points du larynx, et surtout dans la région interaryténoïdienne. Ces auteurs, en général, ont considéré cette affection comme relevant d'une origine glandulaire. L'anatomie pathologique n'a pas justifié le nom de laryngite glanduleuse et a montré que ces saillies étaient des épaississements pachydermiques.

J'ai proposé, en 1893, d'abandonner l'épithète de « glanduleuse » et de réserver le nom de laryngite granuleuse à une forme de laryngite hypertrophique caractérisée par la présence, sur les deux tiers antérieurs des cordes vocales dont la coloration est généralement rose pâle sur toute leur surface, de saillies arrondies ou ovalaires, de couleur rougeâtre, rappelant l'aspect des granulations adénoïdes isolées du pharynx. En même temps qu'elles, on observe le plus souvent, sur les bords libres des cordes et au lieu d'élection ordinaire, des nodules vocaux symétriques, généralement plus volumineux, plus rouges, plus arrondis que dans la forme précédemment décrite. Ces nodules peuvent avoir précédé l'apparition des granulations. Souvent on n'observe qu'un seul nodule, et parfois on n'en observe pas au niveau du bord libre. La face linguale de l'épiglotte, le vestibule, les régions aryténoïdienne et interaryténoïdienne ont un aspect chagriné et sont généralement rouges; de même, le tiers postérieur des cordes vocales est plus rouge que la normale; mais c'est la région antérieure du larynx qui est manifestement la plus atteinte, et les rubans vocaux, malgré la saillie légère des granulations isolées qui la tapissent, ont un aspect bosselé très particulier.

Cette affection paraît être, dans beaucoup de cas, consécutive à la précédente, mais elle se développe souvent aussi d'emblée. C'est la forme de laryngite chronique presque constante chez les enfants. Rare chez l'homme, elle est extrêmement fréquente chez la femme, ainsi que je l'ai dit plus haut; et, d'après mon expérience, ce sont les institutrices, les professeurs de chant et les artistes lyriques qui en sont atteints le plus souvent. Les individus du sexe masculin qui en sont atteints sont également de ceux que leur profession expose au surmenage vocal.

Les symptômes sont les mêmes que ceux de la forme précédente, mais plus accentués. Très souvent, les signes de catarrhe font défaut. Le pronostic est très sérieux chez les adultes, surtout en raison des obligations professionnelles des sujets atteints. Chez les enfants, il est relativement bénin; beaucoup d'entre eux guérissent après la mue, soit sans traitement, soit grâce à quelques précautions plutôt hygiéniques que thérapeutiques.

Cette forme est peut-être celle que Türck a vue et à laquelle il a donné le nom de *chorditis tuberosa*, et c'est à tort qu'on répète que la description de Türck s'applique aux « nodules des chanteurs ». On peut bien comprendre que sa description soit incomplète puisqu'elle ne repose que sur quelques cas dont il ne nous dit pas le nombre; mais dans tous il a constaté, sur *la corde vocale atteinte*, de coloration rose pâle, des tumeurs assez grosses, arrondies, allongées. Il ne signale pas l'existence des nodules symétriques. Il ne signale même pas, dans la première des deux observations qu'il donne, un nodule sur la corde malade, la gauche, qui est figurée dans le dessin; dans l'autre observation seulement, il signale un nodule de la corde vocale gauche.

Il importe d'ailleurs de remarquer que tous les cas de Türck semblent se rapporter à des malades ne présentant de lésions que sur une seule corde; il le dit du moins. Or, la laryngite granuleuse unilatérale est exceptionnelle, il peut n'y avoir qu'un nodule ou pas de nodule, mais les granulations existent généralement des deux côtés. Aussi, jusqu'à preuve du contraire, je suis porté à croire que ce que Türck a appelé *chorditis tuberosa*, c'est ce que Castex a appelé récemment *tuberculose laryngée nodulaire*.

Quant à ce que Türck a appelé *trachome*, affection qu'il décrit d'après quatre cas qu'il a observés, dont un se rapporte à un individu mort plus tard de tuberculose laryngée, sa description éveille immédiatement l'idée de tuberculose, aussi bien que la figure unique qui y est jointe. Il serait temps de laisser enfin tomber dans l'oubli qu'elles méritent ces dénominations de chordite tubéreuse et de trachome; la mémoire de Türck n'en souffrira pas, et la gloire de l'école de Vienne n'en sera pas obscurcie.

2° *Laryngite hypertrophique circonscrite postérieure (Pachydermie diffuse typique de Virchow). — Signes laryngoscopiques :* Le nom de pachydermie *diffuse*, donné par Virchow à cette forme de laryngite hypertrophique, prête à confusion et doit être abandonné, puisqu'elle n'envahit pour ainsi dire jamais la partie antérieure du larynx et se cantonne à sa partie postérieure. Elle peut se présenter à l'examen laryngoscopique sous l'aspect d'une lésion presque limitée aux régions apophysaires, ou au contraire s'étendre à la région interaryténoïdienne, après avoir atteint ou non, à un degré variable, les régions apophysaires.

α *Pachydermie apophysaire.* — Cette variété, qui répond aux productions hypertrophiques désignées par Stoerk sous le nom assez équivoque de « tumeurs catarrhales », siège à la partie postérieure des cordes vocales, autour du point où la saillie antérieure de l'apophyse vocale se trouve située immédiatement au-dessous de la muqueuse, qui s'y confond dans sa couche la plus profonde avec le périchondre. La lésion, parvenue à un certain degré de développement, figure une tuméfaction bilatérale ovalaire, à grand axe antéro-postérieur, occupant le bord interne et la plus grande partie de la largeur de la face supérieure de la corde vocale, à bords surélevés, et présentant dans sa partie centrale une légère dépression cupuliforme. En général, la coloration du bord n'est pas la même que celle de la dépression centrale : le bord est plus rouge.

La tuméfaction commence sur le côté interne du processus vocal, et l'on peut quelquefois, notamment chez des chanteurs qui consultent le médecin de bonne heure, en suivre le développement dès le début. On voit d'abord, le long de l'apophyse vocale et immédiatement contre le bord de la corde, une petite saillie rouge, longue de trois à quatre millimètres, et large d'un millimètre au plus. Après avoir quelquefois paru et disparu une ou deux fois, cette saillie finit par devenir permanente. Puis le gonflement contourne en avant la pointe de l'apophyse et passe obliquement sur la face supérieure de la corde, dont il rejoint ensuite le bord en arrière, en circonscrivant la dépression cupuliforme dont j'ai parlé plus haut. Si la lésion continue à progresser, l'épaississement augmente en dedans de l'apophyse vocale, et forme de chaque côté un coussinet qui s'oppose à l'adduction complète des cordes pendant la phonation, et occasionne de l'enrouement. La saillie s'accroît également sur la surface supérieure de la corde; souvent la dépression centrale se comble, au moins d'un côté, par de l'épithélium épaissi, et la surface de la lésion, au lieu de rester plus ou moins lisse, prend un aspect tomenteux, rougeâtre ou blanchâtre, et comme végétant. A sa périphérie, en arrière surtout, il n'est pas très rare de voir des productions dures, pointues, cornées, de coloration pâle ou jaunâtre et de forme conique ou villeuse. Les faces internes des saillies peuvent présenter des saillies et des dépressions correspondantes, et s'affronter assez exactement lors de la phonation. Souvent l'une des saillies est beaucoup plus développée que l'autre, qui peut, dans certains cas, être à peine indiquée.

β *Pachydermie interaryténoïdienne.* — Les lésions peuvent se contourner à ce niveau et s'y maintenir un temps variable, et même presque indéfiniment, sans qu'on trouve ailleurs autre chose qu'un état catarrhal diffus du larynx plus ou moins marqué. Mais le plus souvent l'hypertrophie gagne la partie postérieure du larynx, la région interaryténoïdienne et l'envahit sous forme de bosselures rougeâtres ou blanchâtres, ou de végétations cornées, acuminées, villeuses et polypoïdes. Ces masses pachydermiques s'opposent à l'adduction régulière des cordes, déjà gênée par la tuméfaction périapophysaire, et accroissent considérablement les altérations de la voix. Quelquefois, les apophyses sont à peine touchées, et les lésions de la région aryténoïdienne très marquées.

Symptômes, marche et pronostic. — Les symptômes ne présentent rien de bien spécial. La voix est toujours altérée, enrouée, rauque, à timbre grave (voix de rogomme). La toux est rare en dehors des poussées subaiguës qui surviennent de temps à autre. Dans l'intervalle des poussées subaiguës, la marche de l'affection est essentiellement chronique; elle est progressive pendant un certain temps, puis à un moment donné, elle demeure stationnaire, sans aucune tendance à l'amélioration. Le pronostic, au point de vue fonctionnel, est donc des plus sévères.

Complications. Ulcérations et érosions dites « catarrhales ». — Un certain nombre d'auteurs, Schroetter entre autres, ont nié que la laryngite chronique non spécifique soit jamais capable de déterminer des ulcérations de la muqueuse. Ils pensent que la constatation d'ulcérations, en pareil cas, dénote l'existence de lésions spécifiques, tuberculeuses ou syphilitiques; ou bien que, lorsqu'on voit des lésions à apparence ulcéreuse, il s'agit en réalité d'amas de cellules épithéliales desquamées ou de mucus, sans perte de substance sous-jacente. Aujourd'hui, l'existence de ces ulcérations simples a été nettement établie par Virchow, Stoerk, Schnitzler, Heryng, Krieg et moi-même, et ne peut plus être mise en doute. Mais, s'il n'est pas rare de les observer dans le cours de la laryngite chronique hypertrophique diffuse ou postérieure, avec ou sans laryngite sèche concomitante, on ne les voit pour ainsi dire jamais, en dehors de la grippe, dans les laryngites hypertrophiques antérieures et dans la laryngite catarrhale chronique simple.

En réalité, il ne s'agit jamais de pertes de substance étendues et profondes, mais bien de simples érosions. On les observe surtout à la suite de poussées catarrhales subaiguës. Ces érosions plates, consécutives à la nécrose et à la chute des couches superficielles de l'épithélium épaissi, se voient soit sur la partie interne et la face supérieure des cordes vocales, immédiatement en avant de l'apophyse vocale, soit au niveau de l'apophyse vocale même; la nécrose épithéliale se traduit par une tache, une plaque grise ou gris jaunâtre qui, au niveau des apophyses vocales, paraît souvent entourée d'une étroite collerette rouge. Lorsqu'on enlève cette plaque à l'aide d'un porte-ouate, la muqueuse sous-jacente apparaît d'une couleur rouge vif, et peut même saigner si le frottement a été un peu énergique. Cette surface se recouvre ensuite d'un mince exsudat jaunâtre ou grisâtre. Au niveau de l'espace interaryténoïdien, ces érosions peuvent également s'observer, et dans cette région elles se présentent sous forme d'assez larges plaques à contours irréguliers. Plus souvent, quand il existe des saillies pachydermiques mamelonnées et végétantes, il s'y produit de ces érosions en forme de fissures, de rhagades, dont j'ai parlé dans la première partie de mon travail. Ces érosions sont très tenaces; et alors que les premières guérissent en une à trois semaines, elles mettent six semaines ou deux mois à disparaître, et quelquefois beaucoup plus, en cas de laryngite sèche avec abondantes sécrétions, par exemple. Mais il est tout à fait exceptionnel, même si ces rhagades sécrètent du muco-pus et présentent des signes manifestes d'inflammation, de les voir s'étendre en profondeur et donner lieu à des périchondrites, ainsi que Ziemssen, Hünermann, B. Fraenkel et d'autres en ont signalé des exemples. Par contre, elles sont souvent assez accentuées pour donner lieu à de la dysphagie persistante (B. Fraenkel).

Étiologie et diagnostic. — Les laryngites hypertrophiques apophysaires et interaryténoïdiennes sont rares chez les femmes et les enfants. Elles constituent une affection propre à l'homme adulte; et dans la très grande majorité des cas, les sujets qui en sont atteints sont des buveurs, ou des grands fumeurs. On les observe assez fréquemment chez les gens que leur profession expose aux poussières et à la fumée, chez les forgerons entre autres. Chez les chanteurs, je ne les ai presque jamais observées que chez des chanteurs de café concert, qui fumaient et s'alcoolisaient plus ou moins, avec de la bière ou des apéritifs surtout.

Le diagnostic de la pachydermie typique, apophysaire, ne présente pas de difficultés très sérieuses lorsqu'on en a vu un certain nombre de cas. Mais il faut savoir que lorsque les lésions apophysaires font défaut et que les lésions sont cantonnées à la partie postérieure interaryténoïdienne du larynx, le diagnostic de la pachydermie simple et de la pachydermie symptomatique de la tuberculose laryngée peut présenter des difficultés absolument insurmontables, que l'examen histologique biopsique ne résoud même pas toujours.

Lorsque l'une des cordes seulement présente des lésions d'apparence pachydermique, soit dans sa partie antérieure, soit dans sa moitié postérieure surtout, et que l'autre corde est, sinon absolument saine, du moins exempte de tout épaississement épithélial, il y a toujours lieu de douter qu'il s'agisse d'une pachydermie inflammatoire simple avant de se résoudre à ce diagnostic, qui par malheur, le plus souvent, ne sera qu'un diagnostic d'attente ; il faut, soit qu'il s'agisse d'un gros nodule ou de plusieurs gros nodules cohérents et un peu volumineux de la moitié antérieure de la corde, soit qu'il s'agisse d'un épaississement avec rougeur de la moitié postérieure de la corde avec saillie dépassant son niveau supérieur ou de la limite interne de son bord, éliminer d'abord une gomme syphilitique commençant son évolution, puis un épithélioma au début, et enfin une infiltration tuberculeuse circonscrite.

Je ne m'arrêterai pas au diagnostic de la gomme syphilitique; ses signes sont bien connus, et il est en général facile. Mais je signalerai les caractères différentiels que présente l'épithélioma laryngé au début lorsqu'il simule une laryngite hypertrophique, parce qu'en pareil cas un diagnostic précoce peut seul, en permettant une intervention chirurgicale large et hâtive, mettre le malade en mesure de bénéficier, dans les cas heureux, de la seule chance de salut qui lui reste.

L'âge du malade est un élément de diagnostic de premier ordre, car avant l'âge de quarante ans, de trente-cinq ans surtout, le cancer du larynx est une exception infiniment rare, alors que l'immense majorité des malades sont atteints de quarante-cinq à soixante-cinq ans, et plus souvent à soixante-dix ans qu'à quarante. Le sexe aussi est un facteur étiologique important, car l'affection est infiniment plus fréquente chez l'homme. La connaissance de la marche des accidents depuis leur début est aussi une notion utile : de peu de valeur quand cette marche a été lente et progressive, elle devient un élément de présomption en faveur du cancer quand le début a été brusque et que l'enrouement, au dire du malade, s'est manifesté presque subitement sans refroidissement ou autre cause appréciable. Bien entendu, cette notion ne peut être utilisée qu'après l'examen laryngoscopique, puisque cet enrouement, qui, en pareil cas est le plus souvent le seul symptôme accusé par le sujet, peut être dû à une paralysie laryngée, par exemple.

L'existence d'une saillie bosselée, médiocrement circonscrite, à limites se perdant sur une muqueuse un peu congestionnée, située sur la surface d'une corde vocale et déterminant une saillie arrondie au niveau du bord libre, rougeâtre ou jaune rougeâtre, à surface plus ou moins rugueuse et dont l'épithélium a commencé à desquamer en certains points dont la coloration est plus rouge, est toujours chose sérieuse lorsqu'elle est constatée chez un homme déjà loin de la jeunesse, dont le larynx ne présente pas de signes de catarrhe diffus anciens, mais au contraire, du côté sain, une apparence tout à fait normale. Les réserves ne doivent pas être moins grandes si, le larynx étant de même sain partout ailleurs, la saillie est aplatie, à surface lisse, et présente une couleur rouge sombre s'étendant sur une étendue variable de la corde où elle siège en avant aussi bien qu'en arrière de la région surélevée.

Si la lésion atteint un sujet qui souffre depuis déjà longtemps de catarrhe laryngé chronique, et qui se plaint seulement d'une aggravation de son enrouement habituel, les difficultés peuvent encore s'accroître, à moins que la petite tumeur, au lieu de ne pas présenter de différence de colorations avec la muqueuse voisine, se montre au contraire soit plus pâle, soit d'un rouge plus sombre.

La probabilité devient plus grande et même voisine de la certitude si la motilité de la corde vocale est diminuée d'une façon permanente (Semon). Cette diminution de la motilité, qui ne peut être confondue avec une paralysie (dont elle diffère par l'absence de l'abaissement de la concavité et du raccourcissement de la corde, ainsi que de la chute en avant du sommet de l'aryténoïde) et qui montre la corde incapable de s'éloigner notablement de la situation intermédiaire, ne s'observe pas seulement en cas de cancer ventriculaire, de cancer sous-glottique, postéro-latéral, ou de cancer occupant la plus grande partie d'une corde vocale. Elle peut encore se voir avec un épithélioma au début, limité à la corde proprement dite et à son bord libre, même lorsqu'il siège au niveau du tiers antérieur de la corde. Je l'ai constaté plusieurs fois dans des cas de ce genre. Elle semble bien résulter de l'infiltration néoplasique profonde de la corde vocale et des altérations des muscles qui la meuvent par une myosite de voisinage. Quand elle se montre de bonne heure surtout, ce qui malheureusement n'est pas constant, sa valeur diagnostique est considérable et même supérieure à celle de l'examen histologique dans beaucoup de cas. C'est ce signe qui a permis à Gerhardt de diagnostiquer la maladie de l'empereur Frédéric III, alors que Virchow, un peu plus tard même, examinant des fragments de la surface de la tumeur extraits par Morell Mackenzie, n'y trouvait que des lésions pachydermiques. Cet examen biopsique, en effet, n'a d'importance que s'il est positif, en raison de la profondeur où siègent souvent les lésions caractéristiques et de la fréquence des hypertrophies inflammatoires au-dessus et autour de ces dernières; il est sans aucune valeur dans le cas contraire.

Mais il est nécessaire, pour que ce signe de parésse motrice de la corde malade conserve toute sa valeur, que la parésie soit permanente. On peut, dans la tuberculose laryngée unilatérale simulant le cancer ou la pachydermie simple, observer des parésies passagères de la corde malade, liées, semble-t-il, à des poussées inflammatoires subaiguës et disparaissant avec elles. Récemment, j'ai observé un fait de cet ordre: l'immobilité relative de la corde atteinte, jointe aux autres signes, m'avait fait porter le diagnostic de cancer probable. Huit jours plus tard, je revoyais le malade, la tuméfaction avait un peu diminué et s'était circonscrite, et la corde avait repris sa mobilité normale. Le cancer devenait infiniment moins probable: en effet la saillie fut enlevée, et l'examen pratiqué par le professeur Cornil montra qu'il s'agissait de tuberculose. Ce fait et beaucoup d'autres du même ordre me font penser que l'examen biopsique a une tout autre valeur comme moyen de diagnostic d'une lésion tuberculeuse que d'une lésion cancéreuse. Suivi au besoin de l'inoculation au cobaye de fragments de tissu malade bien lavés et broyés dans de l'eau distillée, il est le seul, dans bien des cas où les poumons sont indemnes et les lésions laryngées d'apparence purement inflammatoire, à fournir une certitude qui ferait défaut sans son secours.

3° *Éversion ventriculaire.* — L'éversion ventriculaire doit-elle être considérée comme un *polype fibreux* (Fraenkel, Moure) ou comme une *pachydermie de la muqueuse ventriculaire* (Krieg)? Au point de vue histologique, fibrome de la muqueuse du ventricule ou pachydermie de la muqueuse ventriculaire, avec prédominance de l'hyperplasie fibreuse du chorion, ne diffèrent pas l'un de l'autre. Mais au point de vue clinique, comme nous pouvons observer tantôt des fibromes plus ou moins pédiculés qui font saillie dans la cavité ventriculaire ou hors de celle-ci, et tantôt des épaississements fibreux diffus des parois ventriculaires réalisant l'éversion ventriculaire au lieu de se loger dans sa cavité, il me semble que nous devons réserver le nom d'éversion du ventricule à ces derniers, et les décrire comme une laryngite hypertrophique pachydermique à localisation spéciale.

La lésion a été d'abord observée par Morell Mackenzie et par Lefferts (de New-York). Elsberg et Solis Cohen, en Amérique, Massei, en Italie, Gouguenheim, Ruault, Moure, Beausoleil, B. Fraenkel, Noak, Lussan, en France, et d'autres observateurs encore, en ont rencontré de nouveaux cas. La pathogénie en a été étudiée par Gouguenheim et Tissier chez des tuberculeux, et par Fraenkel, qui a publié l'examen histologique d'un cas d'éversion ventriculaire double. Le travail de B. Fraenkel n'a cependant pas élucidé complètement la question, et l'explication qu'il donne de la saillie de la tumeur hors du ventricule est au moins hypothétique. Suivant cet auteur, la muqueuse hyperplasiée, une fois qu'elle a dépassé l'entrée du ventricule, se congestionne et devient alors en quelque sorte comparable à une hernie étranglée.

L'explication pathogénique donnée par Gouguenheim et Tissier, et que j'ai indiquée précédemment, me semble infiniment plus acceptable, car elle s'applique aussi bien à l'éversion fibreuse simple qu'à l'éversion consécutive à l'infiltration tuberculeuse des parois ventriculaires.

En dehors de la syphilis et de la tuberculose, où elle est relativement fréquente (en 1888, sur 157 cas de tuberculose du larynx, j'ai observé 3 cas ayant débuté de cette façon), l'éversion ventriculaire peut se développer très rapidement à la suite d'une laryngite catharrale aiguë, ou apparaître dans le cours de la laryngite chronique. Spécifique ou non, d'après mon expérience, c'est aux dépens de la face inférieure de la corde vocale supérieure et probablement aussi de la face latérale du ventricule qu'elle se développe le plus souvent. L'épaississement fibreux des couches profondes de la muqueuse de ces parties produit une sorte de refoulement de la surface de la membrane en dedans et en avant, et l'éversion commence à se produire à la partie antérieure du ventricule. A ce niveau, on voit d'abord, à l'examen laryngoscopique, une ligne marquant très exactement la limite ancienne du bord libre de la bande ventriculaire, et, plus en dedans, une saillie plus rouge, qui recouvre obliquement la partie antérieure de la corde vocale inférieure. Peu à peu, l'épaisseur de la bande ventriculaire augmente et à un moment donné, parfois d'un jour à l'autre d'après certains observateurs, l'orifice ventriculaire se trouve remplacé par une saillie diffuse plus ou moins rouge, recouvrant la plus grande partie de la corde inférieure et n'ayant plus dès lors tendance à disparaître complètement. Il est en général facile d'insinuer un stylet laryngien mousse, convenablement coudé, entre la saillie et la corde inférieure sous-jacente, et de la faire pénétrer plus ou moins, latéralement, sous la bande ventriculaire hyperplasiée. Je n'ai observé qu'une seule fois, chez une demoiselle de trente-cinq ans, bien portante d'ailleurs, une saillie sessile de ce genre développée aux dépens de la face inférieure du ventricule et recouverte partiellement par le bord de la bande ventriculaire normale. Cette forme ne serait cependant pas très rare : Krieg, dans son atlas, en représente un cas bilatéral.

La symptomatologie varie évidemment suivant le volume de la saillie qui, portant plus ou moins sur la corde vocale inférieure, l'empêche de vibrer et assourdit la voix. Le diagnostic avec un polype fibreux pédiculé d'une paroi ventriculaire est en général facile et d'ailleurs sans intérêt. L'important est de savoir que la *tuberculose laryngée peut débuter par une chordite supérieure avec éversion ventriculaire,* afin de réserver le diagnostic et le pronostic jusqu'à l'examen bioscopique, même si les poumons paraissent sains. La pâleur et l'aspect rosé grisâtre de la tumeur doivent faire penser à la tuberculose.

4° *Chordite papillaire cornée.* — Je signalerai sous ce nom, en terminant cet exposé de l'histoire des formes cliniques de la laryngite chronique, une affection assez rare, encore peu connue, dont il n'a été jusqu'ici publié qu'une trentaine de cas, et qui me paraît mériter cette dénomination en raison de son siège, de sa structure et de ses caractères, plutôt que celles de *papilloma durum*, *verruca dura laryngis, keratosis laryngis*, *tumeurs blanches (weisse Geschwülste)* du larynx, et même « tumeur extraordinaire du larynx » sous lesquelles on l'a désignée jusqu'ici.

Entrevue d'abord par Foerster (1856), elle a été signalée ensuite par Virchow (1860), par Bruns (1865), puis de 1880 jusqu'à ces derniers temps, des observations nouvelles ont été successivement publiées par Krieg, Zenker, Rosenberg, Semon, Jullinger, E. Meyer, Juracz-Werner, Chiari, Gleitsmannn, von Stein, Schroetter, Mark-Howell, Choronshitsky, Fein. J'en ai moi-même observé un cas, il y a quelques années, dont j'ai retrouvé l'image laryngoscopique, absolument caractéristique, de toute la corde vocale droite blanche et villeuse, à peu près identiquement figurée dans des planches coloriées de Krieg et de Rosenberg. Mais je ne l'ai pas publié parce que le malade (homme de soixante-trois ans) s'est refusé à toute intervention et a très vite échappé à mon observation. Récemment, Rosenberg a consacré à l'étude de cette affection laryngée un travail intéressant auquel j'emprunterai la majeure partie de la description sommaire qui va suivre, et qui me semble bien répondre à une forme spéciale de pachydermie laryngée, car tous les cas connus, ou du moins la très grande majorité d'entre eux, semblent à peu près identiques.

Au point de vue histologique, il s'agit bien, comme l'a dit Virchow, d'une forme de pachydermie. Elle est caractérisée par un développement marqué des papilles, qui sont recouvertes d'un épithélium complètement kératinisé, extrêmement épaissi, tantôt englobant toutes les papilles et présentant une surface libre plus ou moins lisse ou rugueuse, tantôt individualisant en quelque sorte les papilles ou des groupes de papilles et présentant alors une surface villeuse, hérissée de pointes dures et plus ou moins aiguës.

La lésion a été vue sous la glotte et sur une éversion ventriculaire, mais elle siège à peu près constamment sur les cordes vocales inférieures, presque toujours d'un seul côté. La corde est envahie soit en partie, soit en totalité, dans toute sa longueur. Parfois sa forme est peu modifiée, elle présente seulement, au laryngoscope, une blancheur mate, crayeuse, insolite, un épaississement diffus et un aspect en « langue de chat » ; parfois elle est devenue dentelée, déformée, comme déchiquetée, toujours avec la même coloration blanche. De temps à autre, soit spontanément, soit à la suite d'applications topiques, il se produit des desquamations plus ou moins étendues de l'épithélium, et la couche papillaire sous-jacente apparaît dans le miroir, d'ordinaire comme une surface grenue, de couleur rouge, d'un niveau plus bas que les parties blanches voisines. L'épithélium se reforme et reprend assez vite ses caractères antérieurs.

Enlevée à la pince coupante, la tumeur a grande tendance à récidiver. Du moins, jusqu'ici, les cas de guérison définitive (Bruns, Semon) sont très rares. Cette affection, quand elle siégeait sur toute l'étendue d'une corde vocale, semble s'être toujours montrée bénigne. Dans quelques cas, une production cornée de ce genre, limitée, masquait un épithélioma (Semon, Rosenberg), mais il est possible qu'il se soit agi là de faits différents.

Les deux sexes sont atteints. Le plus grand nombre des cas concerne des hommes d'environ soixante ans ou plus. Mais on a vu l'affection chez des jeunes filles de seize ans (Juffinger), ou de vingt-cinq ans (Chiari).

III

Traitement des laryngites chroniques.

A. Considérations générales.

Le traitement des laryngites chroniques est long et difficile. Il exige de la part du médecin beaucoup de sagacité clinique, beaucoup de patience et beaucoup d'habitude technique, et de celle du malade, une grande persévérance en même temps qu'une soumission absolue aux prescriptions hygiéniques et autres. Il ne doit pas viser seulement la suppression des lésions actuelles, mais encore celle des causes dont elles relèvent, et s'adresser à la fois aux causes prédisposantes et aux causes déterminantes.

Le traitement des causes prédisposantes ne doit jamais être négligé. Quand il ne peut prétendre à la suppression de certaines causes générales inévitables, il doit s'efforcer au moins d'en atténuer dans la mesure du possible les fâcheux effets. Les personnes atteintes de goutte, de diabète, d'eczéma, de dyspepsie, de constipation, de métrites, et qui souffrent de laryngite chronique, auront donc tout avantage à soigner, en même temps que leur larynx, ces divers états morbides qui les prédisposent à des congestions répétées de la face et du cou.

En général, la première indication causale à remplir est de faire disparaître, avant même de s'occuper du larynx, les lésions des fosses nasales et du pharynx nasal et buccal, s'il en existe, *ce qui est la règle*. Les modifications qualitatives et quantitatives des sécrétions nasales ou pharyngo-nasales chez les sujets atteints de rhinites atrophiques ou de pharyngites sèches, la restauration de la perméabilité nasale chez les sujets atteints de rhinites congestives ou d'hypertrophie de la muqueuse nasale ou naso-pharyngienne, ont une extrême importance. Si elles demeurent insuffisantes, les lésions laryngées ne guériront pas ou récidiveront. Et je ne parle pas des sinusites qu'il faut guérir, des lésions des amygdales palatines et linguale aussi bien que pharyngée qu'il faut faire disparaître.

La suppression des causes déterminantes semble, de prime abord, bien autrement aisée, car ici les indications qui sont purement négatives, sont aussi simples à formuler que faciles à remplir. S'astreindre, pendant toute la durée du traitement, au repos de la voix (repos absolu après certaines interventions locales, et seulement relatif la plupart du temps); soustraire le larynx à toutes les irritations locales et de voisinage (fumée de tabac, poussières, liqueurs alcooliques, etc.) sont choses aussi aisées en apparence que nécessaires au succès du traitement. Elles sont presque toujours, en réalité, très difficiles à obtenir, car il faut compter avec l'impossibilité matérielle où se trouvent bien des malades de renoncer à l'exercice de leur profession pendant une période de temps suffisante, et la difficulté que beaucoup d'autres éprouvent à rompre avec des habitudes invétérées.

Dans certains cas récents et légers, le traitement causal, s'il arrive à faire disparaître ou à atténuer suffisamment les causes prédisposantes et déterminantes de la laryngite, peut suffire à amener la disparition spontanée de cette dernière. Mais lorsque les lésions permanentes sont définitivement installées et quelque peu accentuées, il est nécessaire de s'attaquer directement à elles-mêmes. Ce traitement direct de la laryngite chronique est presque exclusivement local. Les médicaments internes qui présentent une utilité réelle sont très peu nombreux.

Nous allons d'abord signaler les plus importants et nous nous occuperons ensuite des eaux minérales, dont la plupart sont employées à la fois en boisson et localement. Nous passerons ensuite à l'étude du traitement local externe, comprenant sous cette dénomination le massage et l'électricité appliqués au niveau du larynx sur la région cervicale cutanée antérieure. Puis nous nous occuperons des traitements locaux internes, appliqués par la bouche sur la muqueuse du larynx soit par le malade lui-même, soit par le médecin armé du laryngoscope : inhalations de vapeur d'eau pure ou médicamenteuse, inhalations de liquides pulvérisés, applications topiques diverses; cautérisations chimiques ou galvanocaustiques; interventions chirurgicales diverses telles que scarifications, curetage, ablation d'hyperplasies limitées, après anesthésie locale du larynx. Chemin faisant, nous indiquerons les méthodes techniques que notre expérience nous a fait adopter dans notre pratique et que nous considérerons comme des procédés de choix.

Une fois en possession de cet arsenal thérapeutique et de son mode d'emploi, nous chercherons à en préciser les indications, en étudiant successivement les traitements particuliers des diverses formes cliniques de laryngite chronique.

B. Médication générale interne.

Les divers médicaments internes que les laryngologistes de ma génération ont vu, il y a vingt ou vingt-cinq ans, prescrire couramment par leurs prédécesseurs dont la pratique datait des origines de la laryngologie, sont à peu près abandonnés aujourd'hui. Le sirop des chantres (sirop d'érysimum composé) figure encore dans le *Codex*, mais s'il est parfois prescrit par des spécialistes, c'est comme excipient ou correctif quelconque, et non pour sa valeur thérapeutique spéciale. Le chlorate de potasse, très à la mode autrefois, ne s'emploie plus guère. Le goudron est bien oublié. J'ai vu diagnostiquer des « laryngites chroniques arthritiques » et des « laryngites chroniques herpétiques ». On donnait aux premières de l'iode et du soufre, aux secondes du soufre et de l'arsenic. On diagnostiquait aussi des « laryngites chroniques scrofuleuses » pour lesquelles on faisait prendre de l'iode, du fer, du soufre, du sirop antiscorbutique même. Aujourd'hui, les alcalins, les sulfureux et les arsénieux ne sont plus guère utilisés que dans les stations thermales, et il me semble infiniment probable que la valeur thérapeutique indiscutable des eaux minérales relève en très grande partie de leur action locale sur les premières voies. Nous reviendrons tout à l'heure sur ce point.

Lors des poussées congestives ou des poussées catarrhales subaiguës qui sont si fréquentes chez certains sujets dans le cours de la laryngite chronique, le traitement médical au contraire rend de réels services. Le *bicarbonate de soude* à hautes doses (6 à 12 grammes par jour) en cachets, pris en même temps que des infusions chaudes de violettes, de tilleul ou de bourgeons de sapins, édulcorées avec le sirop de tolu, a une action très nettement favorable. Les sécrétions de la trachée deviennent plus fluides en même temps qu'elles diminuent et que la congestion s'amende. Mais le médicament le plus utile en pareil cas, en raison de son action véritablement élective, sinon spécifique sur les états congestifs et catarrhaux des premières voies respiratoires, action que j'ai signalée le premier en 1885, est le *benzoate de soude*. Il convient de prescrire le benzoate de soude neutre préparé avec l'acide benzoïque obtenu par sublimation du benjoin; il est plus efficace et surtout mieux supporté par l'estomac que le benzoate de soude ordinaire, toujours plus ou moins nauséeux. Mais il faut savoir que ce médicament n'agit bien qu'à hautes doses (4 à 5 grammes chez l'enfant; 6 à 10 grammes chez l'adulte). Je prescris souvent le sirop suivant, dont on fait prendre de trois à cinq cuillerées à soupe par jour, à intervalles réguliers, dans un même nombre de petites tasses d'une infusion de violettes ou de tilleul chaude, en ayant soin de n'en pas donner immédiatement avant ou après les repas, afin de ménager l'estomac.

Benzoate de soude du benjoin (neutre). .		30 grammes.
Sirop de tolu.	} ãã 135	—
Sirop de capillaire	}	

Faire dissoudre à chaud.

En cas de laryngite grippale, avec trachéo-bronchite intense, le benzoate de soude est toujours très utile, mais il est insuffisant. La quinine, l'antipyrine ou la phénacétine, les opiacés (codéine, péronine) trouvent leurs indications en pareil cas.

En dehors des poussées subaiguës, dans les formes de laryngite chronique accompagnées de parésies ou de fatigue manifeste des muscles du larynx, je me suis généralement très bien trouvé de l'emploi de la *strychnine* et de la noix vomique. Je prescris ordinairement :

Sulfate de strychnine	5 centigrammes
Eau salicylée (à saturation) . . .	10 grammes.

Chaque goutte contient un quart de milligramme de strychnine. On fait prendre de 4 à 20 gouttes par jour; de 2 à 10 gouttes dans un peu d'eau à chacun des deux principaux repas, à doses graduellement croissantes.

Certaines personnes se trouvent mieux de la *teinture de*

noix vomique, qu'on fait prendre de même, à doses (comptées par gouttes) plus élevées que celles qu'on prescrit en employant la solution de strychnine ci-dessus. Peut-être cet effet est-il dû à la brucine que contient, indépendamment de la strychnine, la teinture de noix vomique.

Dans les deux cas, on arrive en cinq jours à la dose maxima, on la fait continuer encore pendant cinq jours s'il n'y a pas d'intolérance, et on cesse pour reprendre au bout de dix jours de repos.

C. Médication thermale.

Ainsi que je l'ai dit plus haut, je crois que les bons effets des eaux minérales alcalines, arsenicales et sulfureuses, dans certaines formes de laryngite chronique, sont presque entièrement dus à leur action locale sur la muqueuse des premières voies respiratoires, associée presque toujours à l'hydrothérapie générale et ne relèvent de l'action de ces eaux prises en boisson que pour une part presque toujours très restreinte.

Nos confrères des stations thermales ont compris, depuis longtemps déjà, l'importance majeure de l'emploi local interne de leurs eaux ; et ils ont pour la plupart obtenu de leurs administrateurs de merveilleuses installations spéciales, où les inhalations, le humage, les pulvérisations d'eau minérale sont appliqués sous leur surveillance avec une perfection dont il est absolument impossible d'approcher, même de loin, dans la pratique urbaine. Leur surveillance, à cet égard, n'est plus illusoire comme autrefois : bon nombre des médecins d'eaux réputées pour les affections de la gorge sont exercés au maniement du laryngoscope; on trouve parmi eux des laryngologistes très distingués, et il suffit de voir la part graduellement croissante et de plus en plus estimable qu'ils prennent aux travaux de la Société française de laryngologie pour se rendre compte du rôle personnel qu'ils jouent et de la part de succès qui leur revient en propre dans la médication thermale des affections des premières voies respiratoires, en France tout au moins. J'ajouterai que chez nos confrères, le laryngologiste est forcément doublé d'un médecin très familiarisé avec les effets de la balnéation et des diverses pratiques hydrothérapiques réalisables dans sa station. C'est une arme dont il ne néglige pas de se servir et dont il tire le plus souvent un excellent parti. Si nous tenons compte également de l'intervention du repos, du changement d'habitudes, de l'air vivifiant des montagnes, etc., nous n'avons pas besoin d'invoquer l'action thérapeutique de l'eau minérale prise à l'intérieur pour expliquer les effets salutaires que nous constatons dans nombre de cas. Je ne voudrais pas cependant qu'on m'accusât de nier l'action favorable que peuvent exercer certaines eaux minérales en boisson sur la nutrition d'un grand nombre de nos malades. Je la reconnais au contraire pleinement. Mais je suis plus convaincu encore de l'importance du traitement local. Aussi, à mon avis, un malade atteint d'une laryngite chronique susceptible d'amélioration par une saison thermale ne doit pas seulement être dirigé sur la station qui semble indiquée. Il est encore de la plus haute importance qu'il soit adressé à l'un des médecins de la station possédant les connaissances et l'expérience laryngologiques nécessaires à la pratique de la surveillance constante des réactions du larynx à la médication employée.

Comme une étude détaillée des applications de la médication thermale à la cure des laryngites ne saurait trouver sa place dans ce rapport, je me bornerai ici à l'énumération des principales stations françaises sulfureuses et arsenicales dont l'action favorable a été depuis longtemps reconnue par la majorité des auteurs. Parmi les premières, je citerai les eaux sulfureuses des Pyrénées, notamment Cauterets, Bagnères-de-Luchon, Les Eaux-Bonnes, Amélie-les-Bains; les eaux de Saint-Honoré; celles d'Aix (Marlioz) en Savoie, et de Challes. Parmi les secondes, le Mont-Dore, Royat, La Bourboule. Je ne citerai, à l'étranger, que Schinznach et Ems, dont j'ai été à même de reconnaître l'efficacité. Mais nos malades peuvent rester chez nous, nous pouvons y remplir toutes les indications, toujours aussi bien, souvent mieux qu'ailleurs. Ce ne sont pas nos malades qui doivent aller aux eaux minérales étrangères, celles de l'Europe centrale notamment, mais bien les médecins et les administrateurs de nos stations thermales désireux de ne pas se laisser distancer par nos voisins et de faire profiter leur clientèle des progrès incessants réalisés de toutes parts.

D. Traitement local externe.

Massage. — Le massage externe du larynx pratiqué suivant les règles de la méthode suédoise me semble avoir été beaucoup trop négligé jusqu'ici par la plupart des laryngologistes. Cependant Schoppe, Averbeck et Herzfeld l'ont recommandé et Rosenblith (de Royat), cité par Castex, en a obtenu des résultats encourageants.

Le massage du larynx exige diverses manipulations : *effleurage* de la région antérieure du cou et des gouttières latérales situées le long du bord interne du sterno-mastoïdien, par pressions légères faites toujours de haut en bas avec le bord de la main ou l'extrémité des doigts ; *frictions* du muscle crico-thyroïdien avec la pulpe du pouce ou avec le pouce et l'index ; *vibrations* latérales sur le trajet des nerfs avec l'extrémité des doigts, et d'ensemble de tout le larynx maintenu entre le pouce et les doigts. Ces dernières manipulations exigent une éducation technique préalable, qui ne semble pas d'ailleurs bien difficile à acquérir. Quant à l'effleurage, il ne présente pas de difficultés et est à la portée de tous les laryngologistes. Il est désirable que l'emploi du massage du larynx se généralise et que ses effets soient analysés avec soin, car ils sont jusqu'ici très imparfaitement connus. Il est probable qu'il a sur le larynx une action décongestive, et qu'il facilite les contractions musculaires. Quel que soit son mode d'action, il est certainement favorable dans certains cas. A lui seul, dit

Castex, il a pu rendre à des artistes deux ou trois notes perdues dans le haut de leur registre aigu.

Electrothérapie. — L'électrisation du larynx, à l'aide de rhéophores portés directement dans sa cavité ou dans les gouttières pharyngo-laryngées, n'est plus guère utilisée aujourd'hui. Elle est assez difficile à supporter pour le malade, et les résultats qu'elle donne paraissent plutôt inférieurs que supérieurs à ceux de l'électrisation localisée à la région cervicale antérieure, dite électrisation *percutanée*. Celle-ci rend des services dans un certain nombre de cas de laryngite chronique, en activant l'énergie musculaire le plus souvent diminuée. On emploie tantôt les courants galvaniques, tantôt les courants faradiques, et les auteurs ne sont pas d'accord sur leur efficacité relative dans le cas qui nous occupe, les uns préférant les premiers, les autres les seconds. Pour les appliquer au niveau de la région cervicale antérieure, la méthode la plus avantageuse consiste à se servir d'une électrode double qu'on peut tenir d'une seule main, ce qui permet de manier le miroir laryngoscopique avec l'autre et de contrôler les effets produits sur la glotte par l'électrisation. Il ne faut pas chercher à localiser l'action du courant sur les troncs des nerfs laryngés, mais bien s'attacher à agir à la fois sur les muscles du larynx et leurs terminaisons nerveuses. On placera donc un pôle de chaque côté du larynx, dans les gouttières latérales, au niveau de l'anneau du cricoïde, de façon à faire traverser le larynx en entier, transversalement, par le courant. Quand on se sert de courants continus (*galvanisation*), on emploie un courant de 2 à 6 ou 8 mA., et on fait des interruptions toutes les trois ou quatre secondes. La séance journalière ne doit pas durer plus de trois à quatre minutes.

Quand on se sert des courants induits (*faradisation*), il est inutile de s'occuper de la mesure de l'intensité du courant. On la gradue, à l'aide d'un rhéostat, de façon à l'augmenter peu à peu et à ne pas dépasser le degré que le malade peut supporter sans malaise pendant quelques instants. On fait de même chaque jour une séance de trois à quatre minutes, en laissant de temps en temps un peu de repos au malade.

Avec les transformateurs et les tableaux électriques de cabinet, construits pour utiliser les courants alternatifs fournis par les stations urbaines d'éclairage électrique, on a la possibilité d'appliquer les courants sinusoïdaux *(faradisation sinusoïdale)* à potentiel moyen et à fréquence moyenne, qui produisent des contractions musculaires énergiques et non douloureuses. Cette méthode, que j'utilise depuis quatre ans, est celle que j'emploie de préférence aujourd'hui dans le traitement des parésies musculaires liées à la laryngite chronique. Elle m'a donné jusqu'ici des résultats très encourageants.

E. Traitement local interne.

1° *Inhalations de vapeurs d'eau et de liquides pulvérisés.* — L'action de la vapeur d'eau sur la muqueuse laryngo-trachéale varie avec sa température. Trop froide, elle est généralement nuisible (brouillards) et n'est point utilisée en thérapeutique ; trop chaude, elle congestionne la membrane ou la brûle. Suffisamment chaude, elle a une action émolliente et sécrétoire sur la muqueuse et antispasmodique sur l'appareil neuro-musculaire. On l'emploie rarement pure : la plupart du temps, on y mélange des vapeurs provenant de corps volatils divers (camphres, huiles essentielles, etc.) dont l'action s'ajoute, modifiée, à celle de la vapeur d'eau qui les entraîne. Ou bien encore, on se sert de la vapeur d'eau pure pour entraîner des liquides médicamenteux très finement pulvérisés, qui peuvent pénétrer dans le larynx et la trachée, sous l'influence du courant d'air inspiratoire.

Je ne m'occuperai pas ici des installations spéciales qu'on trouve dans les stations thermales par exemple, et qui permettent l'utilisation des vapeurs d'eau minérale et de l'eau minérale finement pulvérisée en inhalations, dans le traitement des affections des voies respiratoires. Je me bornerai à indiquer les moyens les plus simples et les plus satisfaisants d'application des vapeurs et des poussières liquides au traitement de la laryngite chronique dans la pratique médicale urbaine. On utilise à cet effet des appareils particuliers, dits inhalateurs et pulvérisateurs.

Les inhalateurs doivent produire, d'une façon continue, une quantité de vapeur suffisante pour saturer l'air qui pénètre dans les voies respiratoires du sujet qui les utilise à chaque inspiration. Les plus recommandables sont donc munies d'une lampe à alcool qui maintient le liquide à vaporiser à une température voisine de 100° pendant toute la durée de l'inhalation. Une disposition très pratique, recommandée par Mandl dès 1857, est la suivante : au-dessus d'une lampe à alcool, un appareil servant de socle à celle-ci maintient en même temps un ballon de verre rempli au tiers environ du liquide à vaporiser. Ce ballon est muni à sa partie supérieure de deux tubulures suffisamment larges, placées assez loin l'une de l'autre. L'une d'elles, qui sert aussi à remplir le flacon, est en communication avec l'air extérieur ; l'autre, beaucoup plus longue et coudée obliquement, s'adapte à un tube de caoutchouc de même diamètre, muni d'un large embout en verre que le malade place entre ses lèvres. A chaque inspiration buccale, l'air pénètre dans le récipient par la tubulure libre et traverse ce récipient rempli de vapeurs qu'il entraîne dans les voies aériennes.

Les inhalations de vapeur d'eau constituent une médication très utile et très efficace. Malheureusement les appareils destinés à l'appliquer, actuellement en vente chez les fabricants d'instruments de chirurgie, les bandagistes ou les pharmaciens, sont tous plus ou moins compliqués et coûteux, et c'est là peut-être le plus grand obstacle à l'emploi de cette excellente méthode de traitement. Si l'on pouvait trouver dans le commerce, à un prix abordable, un appareil construit sur le principe indiqué plus haut, les malades en retireraient grand profit. La chose est évidemment réalisable, puisque l'appareil à faire le café dit « cafetière russe » ou « cafetière à bascule », très bien construit, ne coûte que quelques francs, lampe et support compris. L'adjonction, à la partie supérieure de cet appareil formant couvercle, d'un orifice pour le passage de l'air et d'un tube de quelques centimètres n'en augmenterait pas très sensiblement le prix. La dépense, peu élevée, proviendrait seulement de la nécessité d'ajouter à l'appareil ainsi modifié un large tube de caoutchouc de 20 centimètres de long portant à ses extrémités deux embouts, l'un en bois, dans la lumière duquel on engagerait le tube soudé au dôme de la cafetière; l'autre en verre, buccal.

Les médicaments les plus utiles à prescrire pour les inhalations sont les balsamiques : baume du Pérou, benjoin, et certaines essences: essence de menthe, essence d'eucalyptus, essence de pin sylvestre, etc.

On fait préparer par le pharmacien une solution alcoolique, qu'on ajoute à l'eau dans la proportion d'une cuillerée à café *au plus* par verre d'eau (200 grammes). Je prescris souvent la formule suivante :

Teinture d'eucalyptus	60 grammes.		
Teinture de benjoin.			
Essence de pin sylvestre	2	—	
Menthol	3	—	f. s. a.

On peut utiliser de la même façon les essences de myrthe, de santal, de citron, d'origan, de cannelle. Ces deux dernières sont plutôt irritantes et ne doivent être employées qu'à petites doses dans des cas spéciaux. En général, d'ailleurs, les mélanges volatils doivent n'être ajoutés qu'en très petite proportion; à doses élevées, ils sont moins efficaces et quelquefois nuisibles.

Les pulvérisateurs fonctionnant à l'aide de la vapeur, qui projettent dans la gorge, en même temps que le liquide pulvérisé, un jet de vapeur qui le réchauffe, sont les seuls à employer pour le traitement des laryngites chroniques. L'appareil de Siegle est trop connu pour que je m'arrête à le décrire ici. Il doit donner une pulvérisation très fine et demande à être entretenu avec soin. Pour que le liquide pulvérisé pénètre dans le larynx, il faut d'abord qu'il soit extrêmement divisé et ensuite qu'il soit non seulement projeté dans le larynx par l'impulsion qu'il reçoit du jet de vapeur, mais entraîné dans les voies aériennes par le courant d'air inspiratoire. Cette dernière condition n'est réalisée que si le malade est placé devant l'appareil, à distance suffisante pour éviter tout risque de brûlure, la bouche largement ouverte, et s'il maintient en même temps entre les doigts, avec un linge, la langue hors de la bouche, comme pour l'examen laryngoscopique, tout en faisant de larges inspirations.

Il faut avoir soin de ne prescrire, pour être utilisées en pulvérisations, que des solutions aqueuses de substances solubles dans l'eau. La glycérine, qu'on y ajoute quelquefois, est inutile et a l'inconvénient de recouvrir d'un enduit poisseux tous les objets touchés par la solution pulvérisée.

Si l'on ajoute des teintures alcooliques, des essences, etc., l'appareil s'encrasse et cesse bientôt de fonctionner. On se sert de solutions alcalines (bicarbonate de soude) ou neutres (benzoate de soude) comme émollients. Les solutions de tannin, de sulfate de cuivre, de sulfate de zinc, de 1 à 5 o/o, rendent des services comme astringentes et modératrices des sécrétions. Comme antiseptique, la solution de choix est la solution d'acide phénique pur, à 0,25, 0,50, 0,75 o/o. A doses supérieures à 1 o/o, le phénol en solution aqueuse est mal supporté par le larynx, et il est préférable de s'en abstenir.

Je me suis interdit volontairement de décrire les divers appareils, extrêmement nombreux, qu'on a préconisés depuis plus d'un demi-siècle pour réaliser les inhalations de vapeurs ou de liquides pulvérisés. Je tiens cependant à signaler un appareil tout récemment imaginé par Heryng (de Varsovie) et qui a été l'objet cette année même, à l'Académie de médecine, d'un rapport du professeur Cornil. Cet appareil donne une pulvérisation très fine et présente de plus l'avantage de régler à volonté la température de la vapeur inhalée. Je l'ai vu fonctionner et il m'a paru réaliser un réel progrès.

2° *Instillations et injections laryngo-trachéales.* — Depuis quelques années, la thérapeutique des voies respiratoires inférieures s'est enrichie d'une méthode nouvelle, celle des injections intra-trachéales d'huiles chargées de principes médicamenteux. Cette méthode, appliquée d'abord au traitement des maladies des bronches et des poumons et, notamment, de la tuberculose, rend certainement des services appréciables dans le traitement de certaines formes de laryngites et de laryngo-trachéites chroniques. L'instrument le plus recommandable pour pratiquer ces injections dans le larynx est la seringue à trois anneaux de Beehag. Mendel a fait heureusement modifier cet instrument en y faisant adapter un piston en verre, ce qui le rend beaucoup plus aisé à maintenir parfaitement propre. Les modèles en vente chez les fabricants d'instruments ont, en général, une canule insuffisamment recourbée et à portion verticale trop courte ; mais cette canule étant en métal malléable, il est facile de lui faire subir la modification permettant d'en introduire facilement l'extrémité libre jusqu'au-dessous de la glotte, s'il le faut.

Bien que certains malades puissent arriver à pratiquer ces injections sur eux-mêmes, puisque je donne en ce moment même des conseils à un jeune externe des hôpitaux qui, depuis plusieurs mois s'injecte, deux fois par semaine, cinq à six centimètres cubes d'huile médicamenteuse dans la trachée sans en perdre une goutte, je crois cependant que cette manœuvre, en règle générale, doit être exécutée par le médecin et sous le contrôle du miroir laryngoscopique. La méthode préconisée par Mendel, qui dirige le jet soit directement sur la ligne médiane de la paroi pharyngée postérieure, soit obliquement dans une des fossettes glosso-épiglottiques, peut bien chez certains malades faire pénétrer dans le larynx une partie du liquide injecté, mais elle en laisse passer une autre partie dans l'œsophage et l'estomac, ce qui n'est pas toujours indifférent. Je donne actuellement des soins à une jeune fille de vingt-cinq ans qui se trouve très bien des injections intra-trachéales d'huile eucalyptolée que je lui pratique deux fois par semaine, depuis que je le fais en prenant soin de passer la canule jusque dans la région sous-glottique du larynx, avant de pousser l'injection. Au début, j'avais essayé de la méthode de Mendel et j'étais arrivé par cette méthode à faire pénétrer une partie de l'injection dans le larynx, ainsi que je l'avais vu faire à Mendel lui-même sur deux de ses malades. Mais il passait toujours un peu de liquide dans l'estomac, et il en résultait, au bout d'un quart d'heure environ, une sensation de brûlure assez pénible au creux épigastrique, durant une heure et demie ou même deux heures, ce qui n'arrive plus aujourd'hui.

L'excipient de choix pour faire ces injections est l'huile d'olives lavée à l'alcool et stérilisée. On y ajoute du menthol (1 à 3 o/o), de l'essence d'eucalyptus (2 à 6 o/o), etc. Il est préférable de faire l'injection sous la glotte : car de cette façon l'huile ne pénètre pas dans l'œsophage, comme cela arrive souvent quand on l'injecte dans le vestibule s'il se ferme aussitôt. Au contraire, l'huile est en partie repoussée en pluie le long de la cavité du larynx et jusque sur le miroir laryngoscopique à la première secousse de toux qui suit l'injection, et souvent même le malade en expectore ensuite une petite quantité. On injecte une demi-seringue à une seringue (3 à 6 centimètres cubes).

3° *Applications topiques.* — Les instillations huileuses n'agissent pas topiquement à proprement parler ; il faudrait qu'elles fussent émulsionnées finement pour que les particules médicamenteuses soient réellement mises en contact avec la muqueuse. Ces injections agissent en raison des essences volatiles qu'elles contiennent : elles réalisent en quelque sorte une inhalation sur place. Lorsqu'on veut faire agir une substance non volatile sur la muqueuse du larynx, il faut l'utiliser en solution, soit dans l'eau, soit dans un excipient miscible à l'eau, et la porter directement sur la membrane à l'aide d'un instrument approprié, dit porte-topique.

Les pinceaux proprement dits, faits en poil de martre ou autres, sont à peu près complètement abandonnés aujourd'hui : ils sont, en effet, difficiles à nettoyer et à désinfecter, ils perdent souvent leurs poils dans la cavité du larynx, ils sont assez coûteux, toutes raisons qui en ont fait, à juste titre, abandonner l'emploi. Il est préférable d'employer une tige porte-ouate rigide, en acier, de 2 millimètres de diamètre, dont l'extrémité laryngienne, terminée en pas de vis, sert à la fixation d'un tampon de coton hydrophile plus ou moins serré qu'on passe dans la flamme d'un bec Bunsen avant de l'utiliser. Cette tige est montée sur un manche suffisamment long pour pouvoir être tenu comme une plume à écrire pendant l'introduction et la manœuvre du porte-topique dans le larynx. On a soin d'imbiber le tampon avec le topique qu'on veut utiliser, de telle façon que toute la ouate en soit imprégnée, mais non en excès, afin que la pression du tampon contre la muqueuse ne détermine qu'un écoulement insignifiant le long de la paroi du larynx.

On peut faire agir le topique de deux façons : tantôt par simple contact, tantôt par friction. Lorsqu'on veut utiliser le premier procédé, on introduit le tampon, qu'on a pris soin de faire un peu volumineux, sur les cordes vocales si l'on agit pendant la phonation, soit entre elles deux si l'on agit pendant la respiration. Dès que le tampon touche la muqueuse, le larynx se ferme et exprime le liquide, qui baigne toute la surface du larynx voisine. Pour le second procédé, on se sert d'un tampon plus étroit qu'on porte sur la partie qu'on veut frictionner, et on la frotte soit de haut en bas et en appuyant dans le sens voulu si l'on veut agir sur la région postérieure ou sur l'angle antérieur, soit d'arrière en avant et réciproquement, en appuyant la main à gauche ou à droite, si l'on veut agir sur la corde vocale droite ou gauche. Si l'on veut circonscrire plus exactement l'action du topique, l'anesthésie locale préalable du larynx, dont nous nous occuperons tout à l'heure, est nécessaire.

Les topiques utiles sont soit des solutions astringentes ou très légèrement caustiques, soit des solutions antiseptiques. Nous ne parlerons pas ici des applications caustiques liquides ou solides proprement dites qui doivent être étudiées avec les interventions chirurgicales, mais seulement des topiques ordinaires.

Parmi ces derniers, le nitrate d'argent en solution est probablement encore le plus employé, bien qu'à mon avis il soit loin de mériter la confiance que mettent en lui la majorité des laryngologistes. On l'emploie à 1/50 : à cette dose, son action thérapeutique est à peu près nulle; à 1/30, il détermine le plus souvent un spasme glottique assez intense au moment où on l'applique; et aux doses de 1/20 ou à une concentration supérieure, il agit comme un caustique coagulant faible et produit une irritation diffuse qui ne disparaît pas toujours en vingt-quatre heures. J'ai abandonné l'emploi de ce topique depuis plus de dix ans; et, dans tous les cas où il est en général recommandé, je lui substitue le chlorure de zinc en solution dans l'eau distillée, additionnée de la quantité d'acide chlorhydrique suffisante pour que le liquide se conserve parfaitement limpide. Les solutions faibles, 1 à 4 o/o, sont les plus utiles. En général, il ne faut pas dépasser le titre de 6 à 10 o/o : à une concentration plus forte, on peut avoir des mécomptes. Trois fois, à la suite d'applications de chlorure de zinc à 1/5 (après cocaïnisation), j'ai vu survenir, après plusieurs heures, du gonflement de la muqueuse et des spasmes glottiques persistants et même un peu inquiétants.

Le sulfate de zinc, le tannin (1 à 6 et jusqu'à 10 0/0) donnent parfois des résultats meilleurs que le chlorure de zinc quand celui-ci ne produit pas d'effet.

Comme topique antiseptique, j'emploie presque exclusivement aujourd'hui le phénol sulforiciné. Depuis 1889, époque où j'ai fait connaître les avantages du sulforicinate de soude à réaction acide comme excipient des phénols et d'autres médicaments dans la médication topique du nez, du pharynx et du larynx, cet excipient a eu les honneurs du *Codex*, où il figure depuis plusieurs années. Malheureusement, le mode de préparation n'est indiqué dans le *Codex* que tout à fait sommairement, et il n'est pas toujours facile de s'en procurer qui soit bien préparé. J'ai indiqué en 1895, dans une brochure publiée par la librairie Masson, sur l'emploi du phénol sulforiciné dans la phthisie laryngée, le mode de préparation adopté par Berlioz, et qui permet d'obtenir un produit irréprochable.

Bien préparé, le sulforicinate de soude dissout 40 0/0 de phénol synthétique de la Compagnie Lumière la solution se conserve parfaitement limpide, elle est hautement antiseptique et nullement caustique. Il est inutile de l'employer à ce degré de concentration ; le degré de 10 à 30 0/0 :

Phénol synthétique Lumière . .	10 à 30	grammes.
Topique sulforiciné du *Codex* . .	90 à 70	—

suffit à tous les besoins.

Quand le phénol sulforiciné est mal supporté, ce qui est rare dans le larynx, je lui substitue souvent, avec satisfaction, le baume du Pérou sulforiciné, mélange d'une partie environ de baume pour deux de topique sulforiciné.

Un topique qui, suivant la dose où l'on l'emploie, peut l'être soit comme astringent, soit comme caustique, et en même temps comme un excellent antiseptique, est le topique iodé (solution iodo-iodurée forte) que j'ai recommandé à plusieurs reprises depuis 1887. C'est une solution d'iode métalloïdique dans l'iodure de potassium en solution aqueuse. La solution d'usage courant se formule ainsi :

Iode	2	grammes.
Iodure de potassium	3	—
Eau distillée.	20 à 25	—

Les solutions plus fortes ne peuvent guère être utilisées qu'après anesthésie locale de la région et sur des régions limitées de cet organe. Même avec la solution ci-dessus, un peu plus riche en iode que la teinture alcoolique, on doit bien veiller à ce que le tampon soit très serré, et bien l'exprimer sur le bord du godet avant de le porter dans le larynx, afin qu'il ne laisse pas échapper un excès de liquide qui, tombant dans la trachée, déterminerait un spasme glottique plus ou moins intense.

F. Interventions chirurgicales endolaryngées.

Si nous réservons ce nom aux interventions locales exigeant une précision qui ne peut être obtenue que par l'immobilité du larynx et la suppression des réflexes, nous pouvons dire que toutes les formes hypertrophiques de la laryngite chronique relèvent de la chirurgie endolaryngée, et que certaines formes catarrhales n'en sont pas moins tributaires. En pareil cas, l'à peu près n'est pas de mise; le laryngologiste n'obtient de résultats qu'en raison de ses connaissances techniques.

Anesthésie du larynx. — L'anesthésie locale permet seule d'intervenir avec sécurité. Elle doit être complète, absolue; aussi doit-on employer des solutions concentrées de cocaïne fraîchement préparées. L'adjonction d'adrénaline permettrait, suivant quelques auteurs, d'utiliser des solutions de cocaïne plus faibles. Elle a l'inconvénient de donner à la muqueuse du larynx une apparence pâle et mate qui change son aspect ordinaire et ne laisse pas bien voir, quelquefois, les parties (saillies rougeâtres, dilatations vasculaires, etc.) sur lesquelles on doit agir. Lubet-Barbon conseille de pratiquer l'anesthésie légère par des insufflations d'un mélange de cocaïne et de sucre pulvérisés à parties égales, et l'anesthésie complète par des instillations d'une solution au dixième ou au vingtième (2 à 4 centimètres cubes suivant qu'il emploie une solution au dixième ou au vingtième). Il faut dix minutes au moins pour obtenir l'anesthésie de cette façon. Moure est d'avis que l'anesthésie ainsi produite doit toujours être complétée par l'application du même topique à l'aide du porte-ouate.

Je préfère commencer par là. J'emploie, même chez des enfants de douze à quinze ans, des solutions fortes de cocaïne à 15 et mieux 20 o/o. Ces solutions concentrées permettent d'obtenir plus vite l'anesthésie que des solutions plus faibles, en répétant moins souvent les applications. Leur emploi ne présente aucun danger s'il se réduit à une simple application par contact d'un tampon imbibé du produit dans la cavité du larynx. On prépare d'avance deux tampons sur deux porte-ouate différents : le premier, assez gros et peu serré; le second, plus mince. On met dans un godet 1 à 2 centimètres cubes de la solution; on y plonge le premier tampon et on l'exprime légèrement. Puis on touche d'abord le bord libre et la face laryngée de l'épiglotte. Au bout d'une demi-minute, on applique le même tampon au niveau des cordes vocales. Le sphincter laryngien se contracte et exprime le tampon de son contenu, qui baigne tout le vestibule. Une minute et demie à deux minutes plus tard, le tampon mince, imbibé de la solution, est appuyé légèrement, comme en tamponnant, sur les parois du larynx et le bord libre des cordes pendant la respiration tranquille, à plusieurs reprises au besoin et jusqu'à ce que l'insensibilité absolue du larynx ait été constatée. *Il ne faut pas frotter la muqueuse;* le simple contact du tampon suffit, tout en respectant complètement l'épithélium, à produire une anesthésie absolue qui dure environ vingt minutes. Le malade doit garder un silence constant, bien entendu. Il est très rare qu'on échoue. Certains sujets cependant sont à peu près réfractaires, et il importe de le savoir. Lorsque, en effet, on ne peut obtenir l'anesthésie dans les conditions indiquées plus haut, il est prudent de ne pas insister sous peine de voir survenir des accidents d'intoxication au lieu et place de l'anesthésie cherchée. Un bon moyen d'éviter ces accidents, chez les personnes qu'on a reconnues sensibles à l'action générale de la cocaïne, est de leur faire prendre, un quart d'heure environ avant de pratiquer l'anesthésie du larynx, quinze à vingt-cinq gouttes de laudanum de Sydenham dans un peu d'eau. Cette pratique, qui a le grand avantage de calmer le malade et de diminuer son appréhension, m'a paru n'avoir qu'un effet préventif; elle est sans effet sur l'intoxication déjà réalisée : intoxication qui se réduit, d'ailleurs, le plus souvent à des malaises, de la pâleur, du froid aux extrémités et de l'accélération cardiaque, dans les cas légers. Ils est rare qu'elle soit assez intense pour amener du ralentissement cardiaque et de la lipothimie. Il suffit, en général, d'étendre le malade pendant un quart d'heure sur un canapé, la *tête basse,* pour que tous ces petits accidents disparaissent.

Je le répète, d'ailleurs, lorsque l'application de l'anesthésique a été bien localisée au larynx, l'intoxication est généralement nulle. Mais, comme on risquerait davantage de la voir survenir en augmentant la surface d'absorption, il faut, autant que possible, s'abstenir d'en appliquer dans le pharynx et tout au plus se borner, avant d'anesthésier le larynx, à toucher avec le tampon la base de la luette et les parties voisines des arcs palatins et le fond du pharynx en cas de nécessité. D'ailleurs, chez les sujets dont les réflexes pharyngés sont exagérés, il arrive parfois que la cocaïne ne les éteint pas. Elle peut se borner à déterminer la salivation et un état nauséeux invincible, et ne faciliter en rien l'intervention ni même l'examen. En pareil cas, on doit remettre l'intervention à une séance ultérieure, et profiter du délai pour éteindre l'hyperexcitabilité réflexe du pharynx à l'aide du bromure de potassium à l'intérieur. Ce médicament, à la dose de 4 à 6 grammes par jour pendant les quatre ou cinq jours qui précèdent l'intervention, a, sauf exceptions très rares, raison des gorges les plus rebelles. L'examen devient facile sans cocaïne et l'anesthésie laryngée facile avec peu de cocaïne.

Lorsque j'ai fait connaître cette méthode, à la séance du 8 août du Congrès international de laryngologie de Paris de 1900, Chiari a déclaré que la cocaïne lui avait toujours suffi; Botey également; et ce dernier auteur a même condamné assez sévèrement mon procédé, le déclarant absolument inutile. Je m'inscris une fois de plus en faux contre cette affirmation : chez certains malades, non seulement les interventions intra-laryngées, mais même l'examen laryngoscopique extemporané est impossible; chez quelques-uns même, la simple ouverture de la bouche est suivie d'un violent réflexe nauséeux. J'aime à croire que tous ne sont pas à Paris et qu'il y en a quelques-uns à Vienne et à Barcelone; ils constituent évidemment une exception, mais ils existent. Or, en donnant à ces malades le bromure, comme je l'ai indiqué, on arrive presque sûrement à faire disparaître cette hyperexcitabilité réflexe pharyngée, et même psychique. Cette pratique peut donc avoir, lorsque l'indication s'en présente, une incontestable utilité. J'ajouterai qu'elle n'est jamais nuisible, et que lorsqu'on a une opération intra-laryngée à pratiquer sur un sujet impressionnable et nerveux, elle la facilite toujours. Dans certains cas, chez des artistes lyriques (souvent inquiets et timorés lorsqu'on doit toucher à leur larynx), le bromure pendant trois ou quatre jours, et j'ajouterai le laudanum avant l'application de la cocaïne, m'ont rendu les plus grands services.

Cautérisations chimiques et thermiques. — Les caustiques énergiques et diffusibles dont l'action ne peut être sûrement limitée, l'acide chromique par exemple, ne doivent pas être employés dans le traitement de la laryngite chronique. Le nitrate d'argent en substance, dont on fait fondre une parcelle à l'extrémité d'un stylet porte-ouate ou d'un porte-caustique spécial; les solutions très concentrées d'iode (iode, iodure de K et eau à parties égales), sont à peu près les seuls caustiques chimiques dont je fasse couramment usage. Il est très important de localiser, avec beaucoup de précision, leur application sur un point limité; on les appliquera de préférence pendant la respiration tranquille. J'en dirai autant du galvanocautère : les cautérisations ignées doivent être légères, parce qu'elles sont en général suivies d'une réaction inflammatoire assez vive et le plus souvent diffuse. On applique le cautère à froid sur le point voulu et l'on fait passer un courant assez intense et d'une tension suffisante pour porter le platine au rouge vif instantanément. L'instrument est aussitôt retiré du larynx. On utilise, suivant les cas, les pointes, les couteaux plats, ou les cautères à extrémité arrondie.

Scarifications, curetages. — La plupart des auteurs utilisent, pour pratiquer les scarifications sur la face supérieure des cordes vocales, par exemple, des bistouris laryngiens, à lames protégées ou non. J'ai fait construire, par Raoul Mathieu, des scarificateurs laryngiens à trois lames parallèles, que j'emploie avantageusement depuis une dizaine d'années. Trois petites lames de lancettes étroites sont fixées parallèlement au bout d'une tige métallique. Celle du milieu est un peu plus longue que les deux autres. Au-dessus du point d'attache des lames à la tige se trouve un pas de vis où s'adapte un tube métallique à extrémité mousse. En le vissant plus ou moins, on laisse dépasser plus ou moins l'extrémité des lames. Cet instrument permet de scarifier très régulièrement les cordes vocales dans le sens de leur longueur.

Les curettes laryngiennes de Heryng sont très recommandables pour agir sur la paroi postérieure et les parois latérales sous-glottiques du larynx. Pour abraser les faces supérieures des cordes, j'ai fait construire, par Mathieu, en même temps que les scarificateurs décrits ci-dessus, des petites curettes rondes agissant comme un rabot à surface sphérique, qui atteignent parfaitement leur but. Mais, en général, comme le fait remarquer très judicieusement Moure, les interventions à l'aide des curettes, à raison de la mobilité des parties qui fuient sous l'appui de l'instrument, ne donnent pas d'aussi bons résultats que les interventions pratiquées avec les pinces coupantes.

Exérèses avec les pinces coupantes. — Les pinces laryngiennes à système tubulaire, imaginées par Türck et modifiées par Stoerk, Schroetter, Krause, Schmidt, Heryng et autres, présentent l'incontestable avantage de n'avoir qu'un volume très réduit, ce qui laisse facilement voir le larynx, tandis que l'opérateur y introduit l'instrument. Elles ont, de plus, l'avantage de permettre l'orientation des mors de la pince dans tous les sens, ce qui facilite beaucoup la technique. Mais ces avantages sont compensés par de nombreux inconvénients : d'abord le défaut de solidité, qui a plus d'une fois été cause de la rupture de l'instrument dans le larynx, même entre les mains de laryngologistes très expérimentés ; puis la difficulté d'entretien ; enfin et surtout, le manque de précision de la pince, dont les bords manquent de rigidité tant que leur fermeture n'est pas complète. Pour ces diverses raisons, je préfère les pinces coupantes articulées rigides. Il suffit de les faire baigner pendant quinze minutes dans l'eau bouillante avant de s'en servir ; de bien les laver, les sécher à l'alcool et les enduire de vaseline après s'en être servi, pour les avoir toujours en bon état et opérer aseptiquement.

Celles de Morell-Mackenzie ont l'inconvénient d'être beaucoup trop volumineuses et ne sont plus guère utilisées aujourd'hui. On utilise de préférence les pinces à glissement de Gottstein ou Fraenkel, mais leur puissance est très limitée. J'ai fait construire, en 1889, par Aubry, fabricant d'instruments de chirurgie à Paris, des pinces coupantes à double articulation beaucoup plus puissantes, de deux modèles, dont l'un s'ouvre dans la direction antéro-postérieure, et l'autre latéralement (voir figures). Je préfère de beaucoup ces pinces à celles qui ont été construites sous mon nom depuis

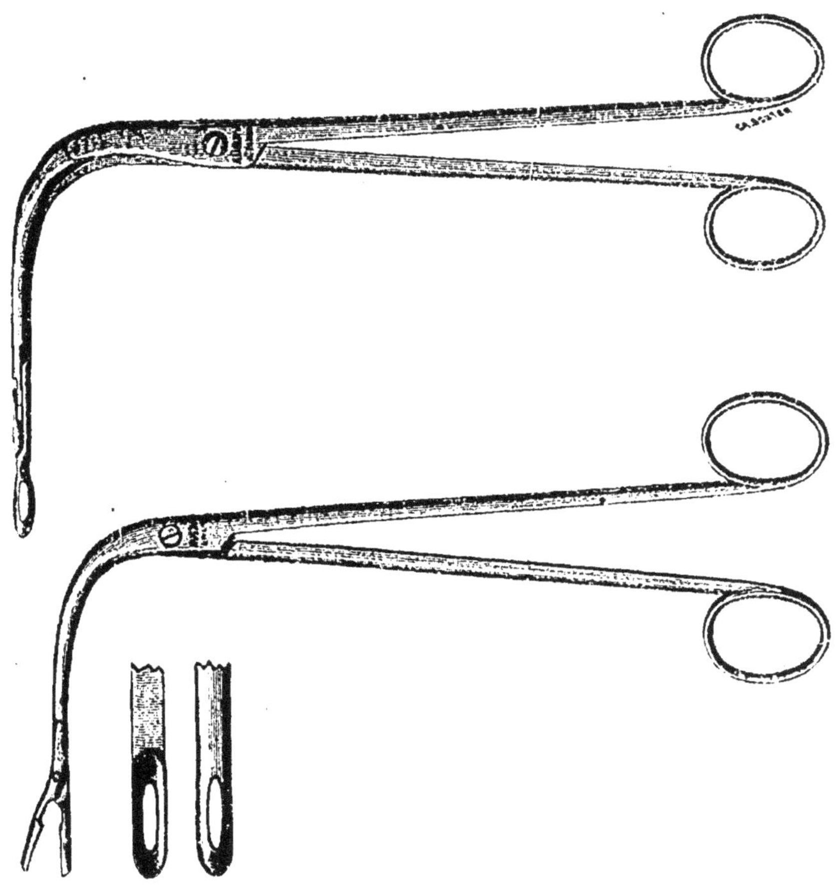

lors, dans quelques autres maisons françaises, avec des modifications de forme qui en rendent le maniement moins précis. Je me sers à peu près uniquement de ces pinces, qui ont été adoptées également par d'assez nombreux laryngologistes français et étrangers. Comme l'un des mors est fixe et peut être facilement appliqué au niveau de la saillie à saisir, un simple mouvement du pouce permet de rapprocher l'autre mors et d'opérer, avec toute la précision nécessaire, la section voulue. Ces pinces n'ont qu'une épaisseur de 3 à 4 millimètres, et le modèle antéro-postérieur surtout ne tient guère plus de place dans le larynx qu'une pince tubulaire. D'autres pinces recommandables ont été construites par Moure et par Suarez de Mendoza. Toutes ces pinces coupent par opposition des mors, comme des cisailles; quand on n'a besoin que d'abraser les saillies de la surface de la muqueuse, il est inutile et même dangereux de se servir de pinces emporte-pièce à mors inégaux, comme ceux des doubles curettes de Krause. La pince emporte-pièce de ce genre ne trouve son utilité dans les cas qui nous occupent que pour le traitement de l'éversion ventriculaire; on se sert alors d'un emporte-pièce dont les mors s'ouvrent parallèlement et de haut en bas. On trouve cet emporte-pièce dans la collection d'instruments laryngiens de Mathieu, fonctionnant avec son manche à levier; dans les boîtes de Krause, où ils figurent sous le nom de double curette de Landgraff; mais ils sont très difficiles à nettoyer et à monter. Une bonne partie de leurs inconvénients sont évités dans la pince analogue que Mahu a fait construire par Collin et qu'il a présentée au Congrès international de laryngologie de 1900. Cet instrument doit être surveillé de près et ne jamais être employé que lorsqu'il est en parfait état. Sinon, au lieu d'une section nette du tissu saisi, il ne se produit qu'une section incomplète, et l'exérèse doit être terminée par arrachement. J'en dirai autant des pinces coupantes ordinaires : il ne faut, bien entendu, jamais prendre que ce que l'on voit; et aussi ne jamais retirer l'instrument du larynx avant d'en avoir serré les mors avec force, de façon à *sectionner le mieux possible et arracher le moins possible.*

Souvent, il y a avantage à faire suivre une intervention à la pince d'une application topique antiseptique ou caustique bien localisée : solution iodo-iodurée, phénol sulforiciné, chlorure de zinc. Le malade doit garder la chambre pendant vingt-quatre heures et le silence quelquefois pendant plusieurs jours, si l'on est intervenu sur le bord libre des cordes vocales surtout. Les pulvérisations phéniquées faibles, faites deux fois par jour, hâtent la cicatrisation et diminuent la réaction. Il est toujours avantageux de les prescrire.

G. Traitement des diverses formes de laryngite chronique.

Il ne nous reste plus, pour terminer l'exposé de la thérapeutique des laryngites chroniques, qu'à préciser les indications particulières qui se présentent, suivant la forme clinique de laryngite chronique qui est en cause.

1° *Formes catarrhales.* — Les *formes catarrhales légères* réclament surtout l'emploi des moyens prophylactiques et hygiéniques. Localement, le massage externe pourra être recommandé, ainsi que l'électricité associée à la strychnine à l'intérieur, en cas de faiblesse musculaire. Des pulvérisations légèrement astringentes seront utiles si le malade n'en abuse pas. Dans les formes un peu plus accentuées, les attouchements avec les solutions faibles (1 ou 2 o/o) de chlorure de zinc faites tous les deux ou trois jours donneront de bons résultats. Les eaux sulfureuses sont indiquées dans les formes torpides; les eaux arsenicales dans les formes à poussées congestives.

Les *formes catarrhales graves* exigeront l'emploi de badigeonnages avec des solutions de chlorure de zinc plus fortes ou de sulfate de zinc, etc. Lorsque les cordes vocales sont rouges et tuméfiées, on obtiendra souvent de bons résultats des scarifications répétées à plusieurs reprises à quelques semaines d'intervalle. En cas de tuméfaction marquée des bandes ventriculaires, on pourra souvent aussi les scarifier avec avantage. Après ces scarifications, les applications de solutions iodo-iodurées sur les bandes ventriculaires ou de chlorure de zinc sur les cordes inférieures sont utiles. Les eaux minérales sulfureuses des Pyrénées sont souvent un adjuvant efficace de ce traitement, surtout lorsque leur emploi est répété plusieurs années de suite.

Je ne reviendrai pas ici sur le traitement des poussées subaiguës; le benzoate de soude à l'intérieur, les inhalations de vapeur d'eau additionnée de balsamiques, le repos à la chambre et le silence sont à peu près les seuls moyens à employer.

La *laryngite sèche* exige l'emploi des pulvérisations alcalines, des attouchements et des frictions avec le phénol sulforiciné et le baume du Pérou répétés tous les deux ou trois jours pendant très longtemps. Lorsque les croûtes laryngées sont abondantes, les injections laryngo-trachéales d'huile mentholée à 3 o/o ou plus les ramollissent et facilitent leur expulsion en activant les sécrétions trachéales (Moure). Lorsque la laryngite sèche coïncide avec l'hypertrophie pachydermique de la muqueuse, ou lorsqu'il y a des érosions rebelles, l'emploi de la pince et de la curette peut trouver son indication. Les eaux minérales sulfureuses sont très utiles.

En cas de *poussées subaiguës* avec sécheresse intense et accumulation de croûtes donnant lieu à des *accidents dyspnéiques*, c'est la vapeur d'eau qui donne les meilleurs résultats. Mais il faut, pour ainsi dire, faire vivre le malade dans une atmosphère saturée de vapeur d'eau, comme on fait en cas de croup.

En cas de *poussées hémorragiques*, les pulvérisations astringentes et coagulantes (tannin à 5 o/o, perchlorure de fer à 5 o/o) ont été souvent employées avec avantage. En pareil cas, les attouchements avec l'adrénaline en solution à 1 ou 2 o/oo pourront être utilisés de préférence; on les abandonnerait pour revenir aux hémostatiques coagulants si l'adrénaline n'avait qu'une action temporaire.

2° *Formes hypertrophiques.* — D'après un certain nombre

d'auteurs, la *laryngite nodulaire*, les nodules des chanteurs seraient susceptibles de guérir spontanément par le repos de la voix, et même par le changement de méthode de chant (Holbrock Curtis). Je ne veux pas nier ces faits, ayant vu moi-même des cordes vocales *à apparence nodulaire* reprendre leur forme et leur netteté normales sans traitement local d'aucune sorte. Qu'un épaississement épithélial, ainsi que la tuméfaction circonscrite du bord libre causée par une infiltration leucocytaire qu'il surmonte, puissent disparaître spontanément, même si leur relief est assez accentué, lorsque les causes qui les ont fait naître ont disparu, cela n'a rien d'ailleurs qui puisse nous surprendre. Mais lorsque le nodule est constitué par une base fibreuse, ou que l'épaississement épithélial coiffe des papilles hypertrophiées, sa disparition spontanée me semble très problématique ; et, au lieu de l'attendre, il me paraît préférable de la réaliser par une intervention chirurgicale. Si la saillie est plutôt molle, l'application d'une pointe de galvanocautère à son sommet et une cautérisation instantanée, pratiquée comme je l'ai dit plus haut, peuvent amener sa disparition en peu de jours. S'il est nécessaire, on y revient une seconde fois. Si la saillie est au contraire dure, ce qu'on reconnaît aisément, lorsque le larynx est anesthésié, par l'exploration avec un stylet promené le long de la corde, c'est la pince coupante qui est l'instrument de choix. Je possède une paire de pinces, construites par Aubry, qui me permettent de procéder à cette délicate opération avec beaucoup de sécurité. Les mors de chacune d'elles ne sont tranchants que d'un seul côté; de sorte que l'une me sert pour la corde droite, et l'autre pour la corde gauche. Je puis, sans risquer de blesser la corde opposée, introduire la pince entre les cordes vocales pendant la phonation et saisir exactement la petite saillie à enlever. Un léger mouvement du poignet du côté opposé me permet de bien voir, dans mon miroir, ce que je tiens entre les mors avant que de les fermer avec force pour opérer une section nette si c'est possible. Si je n'arrive pas à retirer la pince sans risque d'arrachement, je donne une petite secousse en avant vers la partie postérieure du larynx, et en général la section s'achève. Si un petit lambeau de la muqueuse était enlevé en même temps que le nodule, il n'y aurait d'ailleurs pas grand dommage : le fait est arrivé à nombre d'opérateurs et à moi-même, sans aucune conséquence fâcheuse pour la voix du sujet, car il faut faire tout ce qui est possible pour éviter ce petit accident, qui rend toujours la guérison plus lente. Après l'opération, on touche le *point d'implantation* du nodule avec un stylet muni d'un petit tampon minuscule de coton imbibé de chlorure de zinc à 10 o/o. Le malade doit garder le silence absolu pendant plusieurs jours, garder la chambre et faire des pulvérisations phéniquées faibles (1 o/oo). Il ne doit recommencer à chanter que par des exercices gradués très lentement, et souvent après deux ou trois mois de repos. On doit toujours faire des réserves sur le pronostic d'une laryngite nodulaire, chez des chanteurs déjà fatigués surtout, car la disparition des nodules n'implique pas toujours le rétablissement complet de la voix, surtout lorsque les nodules coïncident avec un catarrhe diffus plus ou moins marqué qui devra être traité à son tour. La récidive n'est pas rare; j'en ai observé plusieurs cas.

La laryngite nodulaire, la *laryngite granuleuse* des enfants peuvent parfois disparaître par le repos et après la mue. Mais en général il vaut mieux ne pas attendre cette éventualité incertaine surtout si le traitement causal peut être institué en même temps que la médication locale. Les applications de solutions iodo-iodurées, précédées ou non de scarifications ou d'ablations avec l'extrémité de la pince coupante, sont les plus efficaces. Chez l'adulte, ce traitement fait souvent merveille. Mais malgré le traitement local, malgré les saisons thermales répétées, les récidives sont tellement faciles et fréquentes que le pronostic en est très assombri chez les professionnels de la voix, presque seuls atteints d'ailleurs.

Le traitement de la *laryngite hypertrophique postérieure* est plus difficile encore et ne peut guère prétendre qu'à des améliorations plus ou moins marquées. Le topique de choix pour la *pachydermie apophysaire* me paraît être l'acide salicylique en solution à 10 o/o dans le topique sulforiciné. On doit être réservé sur l'emploi de la pince coupante dans cette région, en raison du danger de mettre à nu l'apophyse vocale de l'aryténoïde, très superficielle à ce niveau.

La pince coupante latérale et la curette rendront au contraire de grands services lorsqu'il s'agira de *pachydermie interaryténoïdienne*, en permettant d'ailleurs d'enlever, au moins partiellement, les masses hypertrophiées. Si celles-ci ont l'apparence cornée, l'acide salicylique sulforiciné est indiqué. Dans le cas contraire, et toujours quand le sujet est suspect de tuberculose, c'est au phénol sulforiciné à 30 o/o que l'on devra avoir recours.

Pour l'*éversion du ventricule*, on se servira, suivant les cas, soit de la pointe du galvanocautère enfoncée de quelques millimètres, soit de l'emporte-pièce de Mahu. Le traitement est long et difficile dans tous les cas : il faut avoir bien soin de ménager la corde vraie sous-jacente.

Si j'avais à traiter une *chordite papillaire cornée*, j'aurais recours à l'acide salicylique sulforiciné et à ma pince coupante antéro-postérieure.

BIBLIOGRAPHIE

Traités généraux.

Mandl. — *Traité pratique des maladies du larynx*. Paris, 1872.

Krishaber et **Peter.** — Larynx (Pathologie médicale), *in Dictionnaire encyclopédique des Sciences médicales*, 2e série, tome Ier. Paris, 1876.

Ziemssen et **Steffen.** — *Die Krankheiten des Kehlkopfes*, in *Ziemssen's Handbuch der Speciellen Path. und. Ther.*, t. IV. Leipzig, 1879.

Stoerk. — *Klinik der Krankheiten des Kehlkopfes.* Stuttgart, 1880.

Morell-Mackenzie. — *Traité pratique des maladies du larynx.* Traduction française. Paris, 1882.

Poyet. — *Manuel de laryngologie.* Paris, 1883.

Schroetter. — *Vorlesungen ueber die Krankheiten des Kehlkopfes.* Wien, 1887; 2e édit., 1893.

Gottstein. — *Maladies du larynx.* Traduction française. Paris, 1888. *Krankheiten des Kehlkopfes.* Leipzig, 4e édit., 1893.

Massei. — Patologia e terapia della laringe. Naples, 1890.

Moure. — Leçons sur les maladies du larynx. Paris, 1890.

Krieg. — *Atlas der Kehlkopfkrankheiten.* Stuttgart, 1892.

Juracz. — *Krankheiten der oberen Luftwege.* Heidelberg, 1892.

Bosworth. — *Diseases of the throat.* New-York, 1892.

Ruault. — Maladies du larynx. *in Traité de médecine* de Charcot, Bouchard et Brissaud, t. IV. Paris, 1893; 2e édit., t. VI, 1901.

Schmidt. — *Die Krankheiten der oberen Luftwege.* Berlin, 1894.

Krieg. — *Die Entzündung der Schleimhaut des Kehlkopfes, in Heymann's Handbuch der Laryngologie.* Wien, 1897.

Lermoyez et **Boulay.** — Séméiologie du larynx, *in Traité de pathologie générale* de Bouchard, t. IV. Paris, 1897.

Boulay. — Laryngites chroniques, *in Traité des maladies de l'enfance* de Grancher, Marfay et Comby, t. III. Paris, 1897.

Lubet-Barbon. — Maladies du larynx, *in Traité de chirurgie* de Le Dentu et Delbet, t. VI. Paris, 1898.

Castex et **Barbier.** — Maladies du larynx, *in Traité de médecine* de Brouardel et Gilbert, t. VII. Paris, 1900.

Schech. — *Die Krankheiten des Kehlkopfes.* Leipzig, 2e édit., 1903.

Castex. — *Maladies de la voix.* Paris, 1902.

Gradenigo. — *Patologia e terapia delle prime vie aeree.* Turin, 1903.

Moure. — *Traité élémentaire et pratique des maladies de la gorge, du pharynx et du larynx.* Paris, Doin (sous presse).

Histologie normale et pathologique.

Naumann. - *Om byggnaden af luftröhrshufvudet hos den fullwäxta menniskan.* Lund, 1851.

Rheiner. — *Beitrage z. Histol. d. Kehlkopfes* (Thèse de Würburg, 1852).

Coyne. — *Recherches sur l'anat. normale de la muqueuse du larynx* (Thèse de Paris, 1874).

Fraenkel (B.). — *Berliner klin. Wochens.*, 1888.

Fraenkel (B.). — *Verhandlungen d. Naturf. zu Heidelberg*, 1889.

Fraenkel (B.). — *Virchow's Archiv*, 1889.

Fraenkel (B.). — *Archiv f. Laryngol.*, 1893.

Heymann (P.). — Histologie der Shleimhaut des Kehlkopfes, *in Heymann's Handbuch der Laryngologie.* Wien, 1896.

Cornil et **Ranvier**. — *Manuel d'histologie pathologique*, 2e édit., t. II. Paris, 1882.

Virchow. — *Traité des tumeurs*. Traduction française.

Virchow. — *Berliner klin. Wochens.*, 1883, n° 21, p. 321.

Virchow. — *Berliner klin. Wochens.*, 1884, nos 8 et 9.

Virchow. — Ueber pachydermia laryngis (*Berliner klin. Wochens.*, 1887, n° 32).

Luc. — *Archives de laryngologie*, 1889, t. III, n° 1, p. 13.

Leroy. — *Archives de physiologie*, 1887.

Chiari. — Congrès international de Berlin, 1890.

Tissier. — *Annales des maladies de l'oreille*, juillet et août 1891.

Sabrazès et **Frèche**. — *Revue de laryngologie*, 1892.

Fraenkel (B.). — *Archiv f. Laryngol.*, 1894, Band II, Heft I, p. 123.

Chiari. — *Annales des maladies de l'oreille*, 1901. Congrès international de Paris, 1900.

Renaut (J.), cité par **Garel**, *idem*.

Formes cliniques.

Wagnier. — *Revue de laryngologie*, 1888, n° 2, p. 65.

Poyet. — *Revue de laryngologie*, 1894, n° 10, p. 345.

Joal. — *Revue de laryngologie*, 1884.

Joal. — *Revue de laryngologie*, 1896.

Joal. — *Revue de laryngologie*, 1898.

Joal. — *La voix*, septembre 1903.

Alexander. — *Archiv f. Laryngol.*, t. VIII, fasc. 2.

Krause. — *Erkrankungen der Singstimme*, Congrès de Moscou, 1897.

Botey. — *Maladies de la voix chez les chanteurs*, 1899.

Holbrook Curtis. — *Effets des mauvaises méthodes de chant sur les voix* (Congrès panaméricain, septembre 1893).

Baginski. — *Deuts. med. Wochens.*, 1876, n° 25, p. 296.

Moure. — *Revue mensuelle de laryngologie*, 1882 et 1883.

Ruault. — *Traité de médecine* Charcot, Bouchard et Brissaud, t. III et IV, Paris, 1892-1893; 2e édit., t. II, article « Diphtérie », 1899.

Luc. — *Archives de laryngologie*, 1889.

Lublinski. — *Deuts. med. Zeit.*, 1886, n° 99, p. 1103.

Molinié. — Société française de laryngologie, 1895.

Fraenkel (B.). — *Archiv f. Laryngol.*, 1894, p. 369.

Rosenberg. — *Monats. f. Ohrenheilk.*, 1903, n° 9.

Traitement.

Semon. — *British med. Journ.*, 1880.

Ruault. — Congrès de Paris, 1889.

Ruault. — *Le phénol sulforiciné dans la tuberculose laryngée.* Paris, 1895, 1 vol., Masson, éd.

Ruault. — Congrès international de médecine. Paris, 1900.

Capart. — Congrès de Paris, 1900.

Heryng. — Académie de médecine, 1904.

Cornil. — *Rapport sur la présentation du Dr Heryng* (Académie de médecine, 1904).

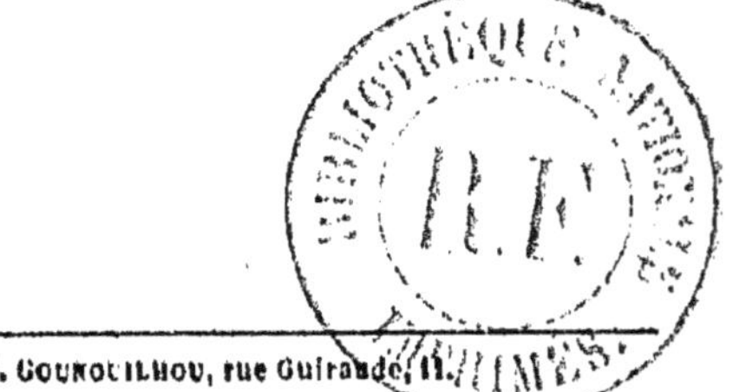

Bordeaux. — Imp. G. Gounouilhou, rue Guiraude, 11.

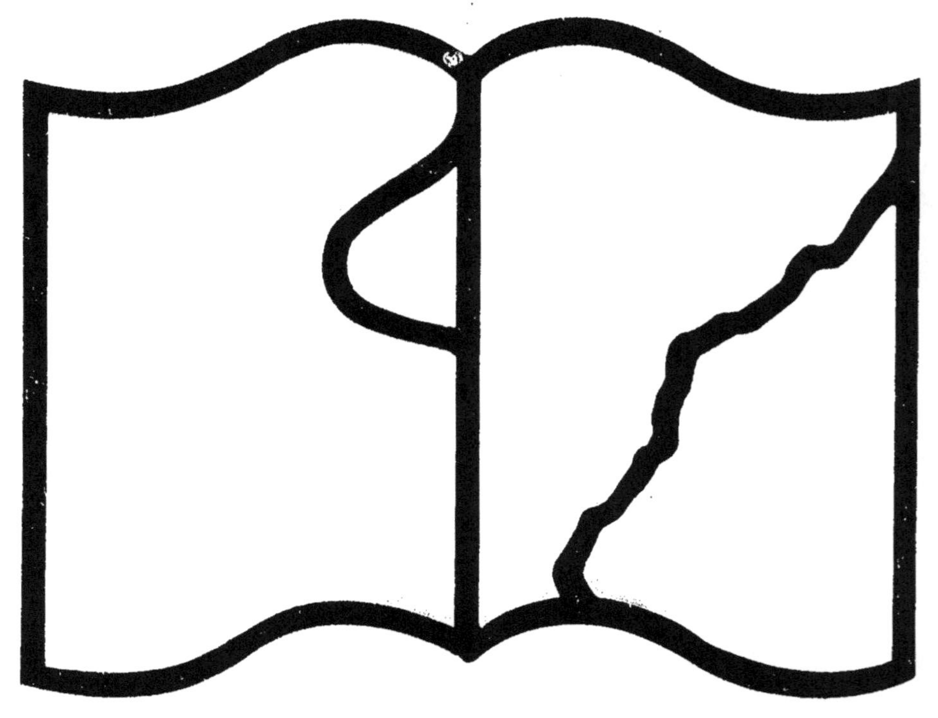

Texte détérioré — reliure défectueuse

NF Z 43-120-11

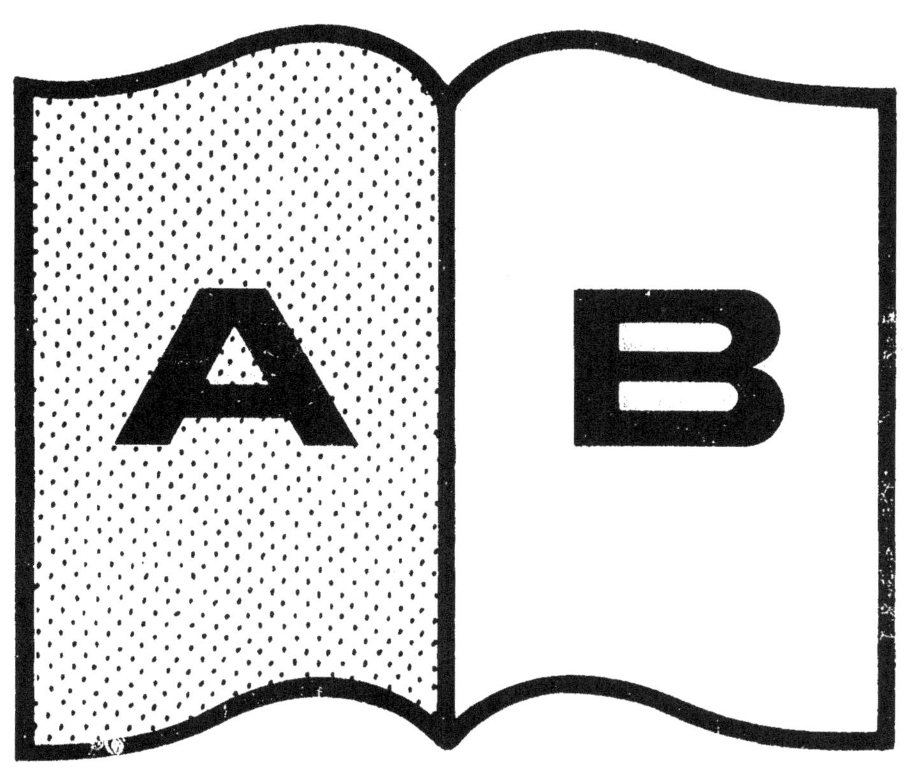

Contraste insuffisant

NF Z 43-120-14

www.ingramcontent.com/pod-product-compliance
Lightning Source LLC
Chambersburg PA
CBHW071200200326
41519CB00018B/5306

* 9 7 8 2 0 1 3 7 3 1 9 5 9 *